CONTRIBUTION

A L'ÉTUDE DU TRAITEMENT

DES FISTULES URÉTHRO-PÉRINÉALES

ET

URÉTHRO-SCROTALES

PAR

G. PAUFFARD,

Docteur en médecine de la Faculté de Paris,
Ancien interne et lauréat de l'école de médecine de Dijon,
Ancien interne des hôpitaux de Paris,
Médaille de Bronze de l'Assistance publique,
Membre de la Société anatomique.

PARIS

V. ADRIEN DELAHAYE ET Cᵉ LIBRAIRES-EDITEURS

PLACE DE L'ÉCOLE-DE-MÉDECINE

—

1879

CONTRIBUTION A L'ÉTUDE DU TRAITEMENT

DES FISTULES URÉTHRO-PÉRINÉALES

ET

URÉTHRO-SCROTALES

CONTRIBUTION

A L'ÉTUDE DU TRAITEMENT

DES FISTULES URÉTHRO-PÉRINÉALES

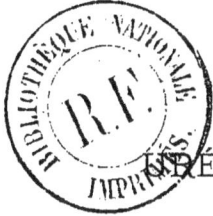

ET

URÉTHRO-SCROTALES

PAR

G. PAUFFARD,

Docteur en médecine de la Faculté de Paris,
Ancien interne et lauréat de l'école de médecine de Dijon,
Ancien interne des hôpitaux de Paris,
Médaille de Bronze de l'Assistance publique,
Membre de la Société anatomique.

PARIS

V. ADRIEN DELAHAYE ET Cᵉ LIBRAIRES-EDITEURS
PLACE DE L'ÉCOLE-DE-MÉDECINE

—

1879

CONTRIBUTION A L'ÉTUDE DU TRAITEMENT

DES FISTULES URETHRO-PÉRINÉALES

ET

URÉTHRO-SCROTALES

INTRODUCTION

S'il est un point de la pathologie des voies urinaires qui ait vivement préoccupé les chirurgiens, c'est assurément le traitement des rétrécissements de l'urèthre, et celui de leurs complications. Rétrécissements infranchissables, indurés, compliqués d'abcès urineux ou d'infiltration, de fistules diversement compliquées elles-mêmes, etc., ont depuis longtemps soulevé de longues discussions : et, si aujourd'hui, sur l'un ou l'autre de ces points, le désaccord paraît moindre, il faut convenir que, sur la plupart, l'entente est loin d'être complète, et que de nouvelles observations sont encore nécessaires pour couper court à toutes les controverses.

Dans le service de M. le professeur Guyon, quelques-uns de nos collègues ayant déjà étudié dans leurs thèses inaugurales le traitement, soit des rétrécissements uréthraux (Reverdin. De l'uréthrotomie interne, 1869; Curtis, De la dilatation, 1872), soit de certaines complications (Martin, Etude sur quelques complications des rétrécissements, etc., 1875), il nous a paru intéressant de continuer cette série d'études, et de passer en revue les différents moyens thérapeutiques dirigés contre les fistules uréthrales.

En fait de complications des rétrécissements uréthraux, tout s'enchaîne : les fistules succèdent aux abcès urineux, aux tumeurs urineuses, etc., elles deviennent lésions permanentes, puis entraînent à leur tour des accidents vésicaux, rénaux, etc., qui aboutissent en dernier lieu à la cachexie finale et à la mort. Tout s'enchaîne également au point de vue thérapeutique : et, en effet, dans les cas simples, récents, de stricture uréthrale, un traitement bien dirigé non-seulement peut guérir la lésion primitive, mais encore prévient les complications : lorsque celles-ci ont paru (abcès, tumeur urineuse, etc.), cette lésion primitive, plus ancienne ou plus marquée, est de plus en plus rebelle aux mêmes moyens, et puis d'autres indications surgissent; lorsqu'enfin, les fistules, phase ultime de ces complications, se sont établies, la suppression de la cause, si nécessaire pourtant à obtenir, l'est de moins en moins facilement.

Nous proposant ici l'étude du traitement des fistules, en y comprenant celui du rétrécissement uréthral dans les cas où il coexiste avec elles, nous n'aurons point à discuter, pour ce dernier, les indications et les contre-indications en général de la dilatation et de l'uréthrotomie interne : ce travail a été fait dans les thèses mentionnées plus haut pour les rétrécissements simples ou accompagnés de leurs complications primitives ; aussi, considérant les conclusions de nos collègues comme des données acquises, nous n'aurons plus tard qu'à en montrer l'application dans les cas qui nous occupent. Nous aurons à discuter et à juger ensuite, d'après les faits, les moyens thérapeutiques spéciaux qu'exigent les fistules elles-mêmes.

Nous ne nous sommes point dissimulé les difficultés de cette étude ; il faudrait en effet une longue expérience, des statistiques extrêmement nombreuses, des malades absolument comparables pour fixer des règles définitives ; mais notre but, plus modeste, ne va pas au delà des observations cliniques rapportées dans ce mémoire, observations en partie recueillies par nous pendant notre internat dans le service de M. le professeur Guyon, en partie communiquées par notre cher et excellent maître, auquel nous exprimons ici la plus vive reconnaissance.

PRÉLIMINAIRES.

Les fistules uréthrales offrent des variétés nombreuses sous le rapport du siége, de la direction, de la structure, etc.; chez quelques-unes, les orifices cutanés peuvent être situés dans des points très-éloignés de l'orifice uréthral, les trajets étant plus ou moins longs et tortueux (fesses, lombes, hypogastre).

Thompson, Civiale, Voillemier et les auteurs classiques divisent ces fistules en uréthro-rectales, uréthro-péniennes et enfin uréthro-périnéales ou scrotales (auxquelles on pourrait ajouter accessoirement les uréthro-lombaires, fessières, etc.). De toutes ces fistules, nous écartons les deux premières variétés : ce sont les plus rares, celles dont nous avons eu l'occasion d'observer à peine quelques exemples.

Les fistules uréthro-rectales, consécutives à un abcès prostatique, à des calculs, etc., peuvent, dans les cas simples, s'oblitérer spontanément après un temps plus ou moins long. C'est ce qui eut lieu, après deux mois et demi, chez un de nos malades (obs. VIII), atteint d'abcès de la prostate. Mais souvent elles persistent, en général après s'être rétrécies. Nélaton (Éléments de pathologie chirurgicale, t. V) pense qu'en pareille occurrence, « on doit se borner à la cautérisation du trajet, et rejeter les opérations sanglantes. » Thompson est du même avis : il recommande ici, comme ailleurs du reste, l'usage de la sonde à chaque besoin d'uriner, et conseille, s'il y a un large conduit, de cautériser avec le fil galvanique. Dans un cas de sa pratique, la fistule touchée deux fois par le galvano-cautère, ne put s'oblitérer complétement, bien que rétrécie, et ne déterminant plus d'incontinence d'urine. Dans un autre cas, elle se ferma, aussitôt que le malade « eût pris l'habitude d'uriner en se couchant sur le ventre. » (Thompson, Leçons cliniques, page 97). Astley Cooper ne craignit pas, chez un malade semblable, d'inciser le trajet « jusqu'à la vessie » ; le malade guérit.

Les fistules péniennes (fistules par cicatrisation vicieuse) à court trajet, très-rebelles, nées d'une rupture ou d'une contusion du canal, de sa perforation par un calcul, etc., nécessitent le plus souvent des opérations autoplastiques minutieuses, décrites d'ailleurs dans les traités de médecine opératoire (Uréthroplasties de Nélaton, Diffenbach, etc.). Malgré l'occlusion parfaite, l'opération échoue souvent à cause du siége même de la fistule, et de la structure particulière de ses parois.

Restent maintenant les fistules uréthro-scrotales et uréthro-périnéales (fistules par défaut de cicatrisation), celles dont nous avons à nous occuper au point de vue thérapeutique. Incomparablement plus fréquentes et plus graves que les précédentes, variables dans leurs allures et tous leurs caractères, elles exigent souvent l'emploi, réitéré ou modifié suivant les cas, d'un certain nombre de procédés chirurgicaux sur la valeur desquels les auteurs sont loin d'être d'accord, et que nous aurons plus tard à examiner.

Au traitement complexe de ces sortes de fistules, pourraient s'appliquer ces lignes de M. le professeur Verneuil, écrites à propos du rétrécissement en général : » On a négligé de faire concorder les classifications opératoires avec les classifications pathologiques. On se sert donc un peu au hasard, des ressources thérapeutiques». Et, plus loin : « Pour tracer des règles thérapeutiques précises, et pour profiter dans un cas particulier de toutes les ressources de l'art, il conviendrait d'étudier le traitement général de toutes les FISTULES : pour cela, dans un premier chapitre, on examinerait les méthodes et les procédés, abstraction faite de leur application limitée à une forme ou à une région déterminée ; on en étudierait le manuel opératoire, les dangers, les avantages, le mode d'action ; puis, dans un deuxième chapitre, on arriverait à formuler des principes assez précis pour résoudre, sans trop de peine, les problèmes intéressants que soulève la pratique. » (Dict. encycl., art. Rétrécissement, p. 247).

C'est bien là, en effet, la marche qu'il conviendrait de suivre dans les recherches auxquelles nous nous livrons ; mais on comprend aussi, étant données les divergences d'appréciation des auteurs les plus autorisés sur les moyens isolés ou combinés, capables de remédier aux accidents des fistules, étant donnée encore la multitude des cas non assimilables, on comprend, disons-nous, qu'il nous est impossible, pour le moment du moins, de remplir tous les cadres tracés par ce programme, et qu'il doit nous suffire, tout en suivant cette voie, de tirer de nos observations les enseignements qu'elles comportent.

Ces réserves faites, notre travail nous semble devoir être divisé de la manière suivante :

I. — Dans une première partie, nous ferons ressortir quelques considérations sur les fistules, surtout au point de vue de l'anatomie et de la physiologie pathologiques.

II. — Dans une deuxième partie, nous aborderons le traitement. Cette 2ᵉ partie comprendra les chapitres suivants :

1º Le premier sera consacré au traitement prophylactique des fistules uréthro-périnéales ;

2º Dans le deuxième, passant au traitement proprement dit, nous étudierons les méthodes et les procédés, soit isolés, soit combinés;

3º Dans le troisième, nous dirons quelques mots de l'incurabilité des fistules.

III. — Nous réservons la troisième partie pour les observations recueillies à l'hôpitel Neçker.

PREMIÈRE PARTIE

CONSIDERATIONS D'ANATOMIE ET DE PHYSIOLOGIE PATHOLOGIQUES
SUR LES FISTULES URÉTHRALES (PÉRINÉO-SCROTALES).

Cruveilhier définit ainsi les fistules en général : « Ce sont, dit-il, des conduits excréteurs ou supplémentaires destinés à porter au dehors un liquide physiologique ou pathologique sécrété. » Dans sa thèse d'agrégation, Cocteau (*Des fistules uréthrales*, 1869), adopte la définition des auteurs du Compendium : « une fistule est un trajet accidentel, disposé en canal plus ou moins étroit et allongé, entretenu par une altération locale et permanente des tissus vivants, et par lequel s'échappent du pus, des produits de sécrétion et d'autres matières de natures diverses, déviées de leurs réservoirs ou de leurs conduits naturels. »

Cette dernière définition nous semble préférable, parce qu'elle implique comme condition d'état fistulaire « une altération permanente » ce qui différencie, et avec raison, un simple trajet récent d'une véritable fistule. — « On ne doit pas, dit M. le Pr Verneuil, appeler fistules des trajets d'un jour. » (*Arch. méd.*, 1859). Ces paroles s'appliquent de tous points aux fistules dont nous nous occupons.

Quelle qu'ait été leur cause, en effet (abcès urineux, solution de continuité uréthrale complète, etc.), les fistules uréthro-périnéales ou scrotales n'existent pas à partir du moment où il y a eu communication entre l'urèthre et l'extérieur, mais bien seulement à partir du jour où, la lésion pathogénique ne s'étant pas guérie dans le temps nécessaire, le trajet anormal reste perméable et commence à prendre une marche spéciale. On comprend dès maintenant que le début de l'état vraiment fistulaire puisse être plus ou moins tardif suivant la nature, l'étendue, etc., des lésions antécédentes.

« La solution de continuité, ajoute Cruveilhier, est subordonnée à la cause qui l'entretient, car la cause une fois détruite, cette solution de continuité tend essentiellement à la guérison. L'histoire des fistules est donc à la rigueur celle des causes qui les produisent » et qui les entretiennent, faudrait-il ajouter, car la plupart des fistules anciennes, modifiées profondément par un travail pathologique spontané, sont incapables de guérir d'elles-mêmes, même après la disparition de leur cause. C'est ce qu'a d'ailleurs parfaitement mis en relief M. Pozzi (Fistules. Dict. Dech.) : » Une sorte d'évolution pathologique, dit-il, est venue, après coup, défigurer l'évolution physiologique du sujet, substituant à l'état normal un état pathologique durable, et, si l'on n'y porte remède, définitif. »

Ainsi donc, mode du début, transformations pathologiques, causes d'entretien, tels sont les points que nous devons actuellement examiner dans l'histoire des fistules périnéo-scrotales.

1° Après un abcès urineux ou une infiltration, consécutifs à un rétrécissement et ouverts au périnée ou au scrotum (ce sont les cas les plus ordinaires), lorsque les liquides (urine et pus), s'évacuent par la nouvelle voie, les phénomènes d'inflammation ou de sphacèle cessent au bout de quelques jours ; et, après leur disparition, s'établit le travail de réparation qui demeure souvent incomplet et qui, au lieu de cicatrice, va produire une ou plusieurs fistules. Ce travail, absolument semblable à celui qu'on observe après les plaies simples, peut ici être retardé par les délabrements plus ou moins étendus de l'urèthre, du périnée et du scrotum ; il se trouve surtout entravé par l'obstacle de l'angustie uréthrale et par le passage incessant d'urines quelquefois pathologiques; de sorte que, ces causes persistant et agissant ensemble, la complication devient permanente. Que si, comme on l'observe parfois, les abcès urineux se ferment spontanément malgré les causes qui les ont produits, malgré tous les obstacles, la cicatrisation n'est pas définitive, et, au bout de peu de temps, les trajets s'ouvrent de nouveau avec des caractères inflammatoires ou fistuleux : les conditions thérapeutiques dans ces cas sont alors d'autant plus mauvaises que la récidive s'est plus longtemps fait attendre.

2° Dans les lésions traumatiques de l'urèthre (ruptures, plaies contuses, perte de substance, etc.), les fistules ont des processus différents. Tantôt la communication entre le canal et la peau est établie d'emblée (plaies par armes à feu, éclats d'obus, etc.), tantôt une rupture grave de l'urèthre (chute à califourchon, etc.), détermine promptement, au milieu des tissus broyés, un épanchement sanguin auquel se mêle l'urine, ce qui nécessite d'ordinaire l'incision immédiate du foyer sur le raphé scroto-périnéal : tantôt une déchirure du canal, moins étendue, donne naissance au bout de quelques jours à un abcès ou à une infiltration urineuse qu'on est également obligé d'ouvrir au plus vite, si ces collections ne se sont pas déjà fait jour au dehors : tantôt enfin, une plaie de l'urèthre légère, guérie en apparence sans complications, produit bientôt un rétrécissement traumatique, suivi lui-même des accidents ordinaires, et en dernier lieu, de fistule.

La marche, naturelle ou modifiée chirurgicalement, de chacune de ces lésions est évidemment très-variable, et nous n'avons point à exposer les détails de pathologie qui s'y rapportent : mais, et c'est ce qui importe, toutes aboutissent en définitive à former un trajet, qui livre passage à l'urine, et qui, par transition insensible, devient fistuleux, s'il ne s'est pas fermé après le temps nécessaire. Sans doute, au début, les caractères d'une fistule sont peu marqués, et, comme dit M. le professeur Verneuil (loc. cit.), « il est très-difficile de distinguer une plaie traversée par un liquide irritant d'une fistule ; » mais les altérations propres ne tardent pas à s'accentuer : c'est ce que nous verrons tout à l'heure.

Nous n'avons point encore parlé de certaines fistules, rares mais indiscutables, à pathogénie obscure, dont il faut dire un mot, et sur lesquelles nous ne reviendrons pas. — Les unes sont dues à des érosions uréthrales, situées EN AVANT d'un rétrécissement. Civiale (*Traité des maladies des voies urinaires*) en a cité deux exemples, et Dolbeau en a vu un cas remarquable dans son service (Cocteau, loc. cit., p. 22). — Les autres résultent d'ulcérations du canal, sans rétrécissement concomitant, ulcérations de nature, tantôt syphilitique? (Sœmmering), tantôt cachectique (Mercier, Cocteau). Suivant Sœmmering (*Mal. de l'urèthre*, 1824, trad. Hollard), certaines fistules sont sous la dépendance de la diathèse syphilitique, « peuvent même guérir spontanément, sans le secours des topiques, de sorte que le mercure suffit dans beaucoup de cas pour les faire disparaître chez les individus affectés de syphilis. » (Loc. cit., p. 197). Nous avons eu, pour notre part, l'occasion d'observer un cas de ce genre dans le service de M. Désormeaux, à l'hôpital Necker; malheureusement, le traitement mis en usage depuis longtemps n'avait pas encore amené la guérison. — Suivant Astley Cooper, « quelques-unes sont dues aux progrès d'une ulcération qui est elle-même le produit d'une mauvaise constitution, sans qu'il y ait en même temps rétrécissement du canal. » (*Œuvres chirurgicales*, trad. Richelot). Cocteau attribue aussi quelques-unes de ces altérations « à un état général mauvais. » Il est bon d'ajouter que, surtout chez les individus débilités, certaines manœuvres de cathétérisme ou le séjour des sondes (Mercier), favorise la formation de points ulcératifs. — Pour Bégin (Dict. en 15 vol. Art. fistules), l'ulcération spontanée du canal et les fistules consécutives se rencontrent parfois en dehors de tout état de cachexie, « chez des individus qui ont éprouvé des uréthrites plus ou moins intenses et qui conservent un écoulement uréthral habituel ou facile à reproduire, mais dont l'excrétion urinaire ne paraît pas éprouver d'entraves. Chez ceux-là, les tumeurs urinaires sont dues sans doute aux progrès inaperçus de quelque ulcération partielle de l'urèthre, ou à la dilatation de quelque follicule muqueux, dont le fond, après avoir été fatigué par la présence de l'urine, se sera enfin déchiré dans une étendue variable. »

Quoi qu'il en soit de ces cas exceptionnels, et dans lesquels les indications thérapeutiques sont subordonnées à l'état général, revenons aux formes habituelles des fistules uréthrales, aux altérations qu'elles subissent. Il est rare qu'une fois formée dans les conditions citées plus haut, une fistule persiste à l'état de trajet simple, sans inflammation aiguë ou chronique et se comportant, en un mot, comme un conduit naturel. La suppuration chronique au

contraire, l'imbibition permanente des parois dans toute
leur longueur par des liquides irritants, la stagnation de
l'urine dans les sinuosités du trajet, déterminent des indurations, des épaississements (callosités) plus ou moins
considérables, qui modifient la consistance et l'aspect de
la région : plus tard les indurations deviennent lardacées,
puis fibro-cicatricielles et comme cartilagineuses : des
clapiers intra-fistulaires se sont transformés eux-mêmes en
fistules nouvelles qui communiquent avec les premières
et forment, à leur point de jonction, de vastes hiatus rem-
plis de pus et d'urine : à l'extérieur enfin, sur les bourses
et le périnée, se montrent des dépressions, des traînées
cicatricielles, dues à la rétraction inflammatoire ou à des
débridements nécessaires, et au fond desquelles on aper-
çoit les orifices fistuleux, plus ou moins enflammés et
donnant à la région l'aspect d'un crible. Pendant la miction, les urines, passant en totalité ou en partie, sortent
en arrosoir par les fistules : mais souvent, une certaine
quantité y séjourne, s'y décompose, devient purulente ou
y dépose des sels (urates, phosphates), dont la conséquence
est l'invasion d'accidents fébriles ou la formation de nouveaux abcès.

Telle est la marche, sinon constante, du moins ordinaire, des fistules perinéales ou scrotales, marche plus
ou moins régulière, enrayée momentanément ou définitivement par l'intervention chirurgicale, mais précipitée à
chaque récidive vers l'incurabilité par des lésions de moins
en moins réparables.

Restent maintenant celles qui s'accompagnent de pertes de substance. Tantôt la perte de substance a été l'effet
d'un traumatisme considérable, ouvrant largement l'urèthre, mais portant sur un périnée sain : tantôt elle résulte
d'opérations successives, pratiquées sur un périnée ma-

lade, conturé de cicatrices et rempli d'orifices fistuleux (incisions, cautérisations profondes). On comprend que la guérison, déjà difficile dans le premier cas, soit presque impossible dans le second. Dans le premier cas, des tissus, souples, vivaces, bourgeonnant bien, sont capables de rétrécir notablement, sinon de fermer, le vaste hiatus sous-uréthral, même si une sonde, fixée dans l'urèthre, maintient les livres de la plaie écartées ; mais qu'espérer, dans le second cas, de tissus quasi-fibreux, rétractés, immobiles et déformés depuis longtemps ? C'est en vain qu'on rétablira, s'il y a lieu, le calibre de l'urèthre, et qu'on détournera l'urine de la fistule, les lésions des tissus n'en persisteront pas moins, de là une cause d'incurabilité.

On a pu déjà, par ce qui précède, se rendre compte des causes d'entretien des trajets fistuleux. C'est avant tout le rétrécissement étroit du canal, qui pousse l'urine hors de sa voie naturelle ; c'est ensuite l'urine elle-même qui modifie à la longue les parois de son nouveau trajet, ce sont enfin les indurations, les callosités, qui apportent un dernier obstacle à la cicatrisation. Tant que celles-ci ne sont pas formées, il suffit le plus souvent de supprimer le rétrécissement pour obtenir, malgré le passage encore appréciable de l'urine dans les fistules, l'oblitération de ces dernières ; lorsqu'elles existent, au contraire, ne passerait-il plus une seule goutte d'urine par la périnée, que la cicatrisation spontanée serait fort difficile. Ici donc, comme pour les fistules en général « les liquides sont incapables d'entretenir la permanence » (Verneuil, Etiologie des fistules permanentes. Arch. Méd. 1859. p. 653), de même que la suppression de leur passage à travers des fistules indurées, calleuses, ne suffit pas pour assurer la guérison de celles-ci. Il faut pourtant ajouter

Pauffard. 2

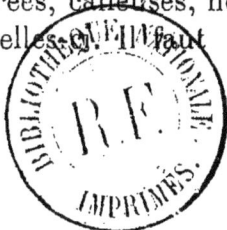

que, dans l'espèce, le détournement des urines ne doit pas être négligé ; mais il convenait, dès maintenant d'en déterminer leur importance.

En résumé, les causes de formation et d'entretien des fistules sont les mêmes pendant un certain temps, jusqu'à l'arrivée des lésions pathologiques locales secondaires (indurations déformations); de là, la division pratique de Thompson en : 1° FISTULES SIMPLES : 2° FISTULES INDURÉES ? il en ajoute une 3ᵉ variété : FISTULES AVEC PERTE DE SUBSTANCE dont nous avons parlé plus haut.

DEUXIÈME PARTIE

CHAPITRE PREMIER

DU TRAITEMENT PRÉVENTIF DES FISTULES URÉTHRALES.

Lorsqu'il est donné au chirurgien d'observer l'une des lésions précédentes, avant la formation fistulaire, dans quelle mesure peut-il s'opposer à l'arrivée ultérieure de cette complication ? Quels sont les moyens à employer ? Tels sont les points qu'il nous faut examiner.

Dans l'immense majorité des cas, nous le savons, les fistules résultent, soit de la présence d'un rétrécissement uréthral compliqué, soit d'un traumatisme plus ou moins grave du canal.

1° Il y a un rétrécissement. Si les complications (abcès, infiltration) ne sont guères à craindre dans les premiers temps, il ne faut point oublier que toute négligence à cette époque peut entraîner de graves conséquences, bien que lointaines. Malgré la bénignité des symptômes du moment, la première règle consiste à dilater le canal et à continuer longtemps encore les cathétérismes. Malheureusement, lorsque les malades sont livrés à eux-mêmes, ne souffrant plus et urinant relativement bien, ils cessent prématurément l'usage des sondes, de sorte, qu'au bout d'un temps plus ou moins long, les mêmes accidents reviennent, aggravés par la récidive et par l'ancienneté, et les mêmes malades ne réclament des soins que s'il survient une complication subite qui les effraye et les arrête. C'est à ce moment qu'on les observe souvent et qu'il s'agit de prévenir, s'il se peut, les fistules consécutives.

Bruneau (Th. Paris, 1855. Des fistules urinaires uréthrales chez l'homme) parle de ce traitement prophylactique, mais en termes vagues et incomplets. Nous ne pouvons mieux faire que de rapporter ici les idées et la pratique de notre maître, M. le professeur Guyon. Lorsqu'il existe, dans les conditions que nous avons dites, une complication d'un retrécissement, abcès ou infiltration périnéale ou scrotale, il faut l'ouvrir au plus vite, par plusieurs incisions, s'il s'agit d'une infiltration; et s'il s'agit d'un abcès, par une incision médiane, aussi profonde et aussi étendue que le nécessite la profondeur du foyer ; il faut ensuite pénétrer profondément avec le doigt dans tous les petits clapiers, de manière à éviter la stagnation du pus et de l'urine. Tous ces points ont été exposés d'ailleurs avec les discussions qu'ils comportent, par notre excellent collègue et ami Martin (Th. de Paris, 1875. Etude sur quelques compl. des rétréc., etc.), et je me contente de mentionner ses conclusions. A la suite de l'incision, le malade est laissé en repos pendant au moins deux ou trois semaines ; il urine par sa plaie qui est surveillée avec soin; pendant ce temps l'état fébrile, l'inflammation locale s'apaisent ; le travail de réparation commence. Ce n'est qu'après ce délai, et pour ne pas s'exposer à la fièvre urineuse ou aux retentissements néphrétiques, que l'on explore le canal et qu'on le traite soit par la dilatation, soit par l'uréthrotomie.

Cette manière de faire a pour but de remplir l'indication

la plus impérieuse, celle d'arrêter l'extension des accidents locaux et les dangers qu'ils comportent ; mais, de plus, une ouverture périnéale étant, en pareil cas, inévitable, il vaut mieux aussi, au point de vue de la prophylaxie des fistules, qu'elle soit chirurgicale que pathologique ou spontanée. Martin (loc. cit.) a cité plusieurs observations où, malgré les délabrements du périnée ou du scrotum, la fistule a pu être prévenue, le rétrécissement du canal une fois guéri. Nous aurions pu nous-même rapporter quelques observations de ce genre, si elles ne nous avaient semblé sortir de notre sujet.

II° Si nous passons maintenant en revue ce que les chirurgiens conseillent de faire pour les traumatismes uréthraux, nous trouvons les cas les plus variables, les indications les plus diverses. Il nous faut examiner successivement les cas où il y a d'emblée une large perte de substance et ceux de rupture uréthrale où les accidents immédiats très-graves obligent formellement le chirurgien à une opération. Nous laissons de côté ceux où la traumatisme a produit un rétrécissement suivi d'abcès, ou bien une infiltration urineuse, etc..., sans rétrécissement ; nous avons indiqué la conduite à tenir en pareille circonstance.

1° Si l'urèthre est largement ouvert, la plupart des chirurgiens (Dupuytren, Boyer, Nélaton, etc.) conseillent l'emploi d'emblée de la sonde à demeure. Voici, résumée, une remarquable observation de Dupuytren, rapportée par Cocteau, dans sa thèse : « En 1874, homme, blessé par un coup de feu, qui a détruit l'urèthre dans une longueur extraordinaire ; perte de substance depuis l'anus jusqu'à la racine des bourses ; deux pouces et demi de longueur, plusieurs lignes de largeur. Sonde à demeure dans la vessie ; ce moyen seul suffit pour guérir le malade. Les bords de la plaie se sont avancés chaque jour régulièrement. Malgré l'étendue de la cicatrice, la guérison fut durable. » Détourner plus ou moins complétement l'urine, s'opposer au rétrécissement traumatique, telle est la double indication. Dans quelques cas, pourtant, la présence ou le volume de la sonde s'oppose, au moment de la réparation, à la jonction des lèvres de la plaie qu'elle maintient trop écartées ; c'est ce que prouve l'observation qui suit : « Individu reçoit un coup de feu à la racine de la verge et entre dans le service de Breschet, à l'Hôtel-Dieu. Sonde à demeure pendant trois mois au moins. Non encore guéri ; alors on ôte la sonde, et la guérison se fait en peu de jours. » (Cocteau, loc. cit. 13). Pour les traumatismes moins étendus, on pourrait même se dispenser de la sonde à demeure. Bernard (de Moulins) a rapporté à l'Académie de médecine un cas dans lequel, après une section contuse de l'urèthre par une balle, la guérison fut complète en six semaines (Cocteau). Choppart, Voillemier préfèrent l'usage de la sonde à demeure au cathétérisme intermittent, que conseillent certains chirurgiens, Thompson en particulier ; quant aux opérations autoplastiques, il ne saurait en être question ici.

2° La seconde série de traumatismes du canal comprend, soit les plaies, soit les ruptures uréthrales graves. « Lorsque la plaie, dit Voillemier, n'est pas trop étendue, elle peut guérir d'elle-même et très rapidement, pourvu que les parties environnantes n'aient pas trop souffert (Loc. cit. p. 474). Mais ce n'est pas de celles-là qu'il s'agit surtout : nous avons en vue plutôt ces plaies contuses, ces ruptures graves, qui s'accompagnent sur le champ d'urétrorrhagies, de rétention d'urine, de douleurs vives, etc., et qui interdisent presque complétement tout cathétérisme. La première indication est d'ouvrir largement le périnée, surtout s'il est tuméfié par les caillots et par l'urine, et d'introduire, s'il est possible, une sonde à demeure dans le canal : il faut, en d'autres termes, faire l'uréthrotomie externe. Il est pénible, impossible de trouver parfois le bout postérieur ; la ponction hypogastrique, ou la ponction aspiratrice ne sont que de simples palliatifs, de même que les topiques (cataplasmes, etc.), les bains ; mais l'essentiel est l'intervention hâtive l'incision immédiate des tissus périnéaux ou scrotaux jusqu'au foyer, la mise à nu des régions dilacérées, et l'écoulement de l'urine audehors à travers un trajet régularisé le mieux possible. Quant à la sonde à demeure, on peut attendre quelque temps, avant de renouveler les tentatives. « En avançant l'époque de l'uréthrotomie externe, dit M. Terrillon, on met de suite le blessé à l'abri de tout accident ; l'opération est plus aisée, car on trouve plus facilement le chemin de la sonde à demeure. Si l'on en croit les auteurs qui ont le plus souvent employé cette méthode, la coarctation serait moins rapide et moins grave. » (Des ruptures de l'urèthre. Th. Agrég, 1878).

Dans les cas de moyenne ou de légère gravité, où le cathétérisme est possible, la sonde à demeure prévient l'infiltration périnéale ; en surveillant rigoureusement l'état des parties, on constate la moindre tuméfaction à son début, et l'on peut pratiquer toujours assez tôt les incisions nécessaires.

Tels sont, en substance, les différents points de pratique nous nous proposions, non de développer ou de discuter, mais de résumer brièvement au point de vue principalement de leurs conséquences pour la formation des fistules. Nous voyons dans la plupart des cas, indiquée formellement l'incision des tissus infiltrés d'urine, enflammés ou broyés, incision qui atténue et arrête les accidents généraux les plus graves ; de plus, cette plaie chirurgicale substituée au trajet irrégulier anfractueux qui se créerait spontanément ou qui suit le traumatisme accidentel, place les parties malades (périnée ou scrotum) dans les meilleures conditions de cicatrisation possibles, et contribue par là même, dans des mesures variables, à la prophylaxie des fistules de cette région.

CHAPITRE II

DU TRAITEMENT PROPREMENT DIT.

L'évolution des fistules, continue ou intermittente, mais progressive, justifie la division de Thompson, relatée plus haut et qui comprend, 1° les fistules simples : 2° les fistules avec indurations, 3° les fistules avec perte de substance. Les plus fréquentes, ou plutôt la période à laquelle le malade vient le plus souvent et le plus longtemps réclamer des soins est assurément la seconde, la période des indurations, parce qu'elle succède fatalement à la première, si le malade néglige de se traiter, s'il survient des récidives ou des complications, etc... Les indications doivent donc surtout être formulées en vue des fistules de cet ordre ; c'est ce qui ressortira du paragraphe suivant.

Le traitement peut être général et local.

1° *Général*. — Bien que fort important dans nombre de cas, il ne diffère pas ici, par ses indications, de celles qu'ont déjà énoncées nos collègues de l'hôpital Necker, à propos des rétrécis, des calculeux, des prostatiques etc... Ce qu'il s'agit de prévenir ou d'arrêter, c'est l'état fébrile, l'accès de fièvre urineuse, avec ou sans complication rénale : puis viennent les troubles digestifs ou moins marqués (vomissements, diarrhée, etc.), l'agitation, l'insomnie. Repos pendant quelques jours, quelques purgatifs légers, s'il est nécessaire, des sudorifiques, des diurétiques ; mais au premier rang, la quinine (0,50 à 1 gr.), administrée avant toute exploration, surtout si le malade présente une susceptibilité spéciale des voies urinaires, ou s'il est encore sous le coup d'accès fébriles antérieurs. S'il existe des douleurs hypogastriques ou lombaires, on place d'habitude de larges cataplasmes laudanisés sur le ventre, ou on applique sur les reins 4 à 8 ventouses scarifiées ; les toniques (vin, eau-de-vie, vin de quinquina, etc.) sont aussi utilement employés. Mais, en présence d'accidents généraux graves et rapides (fièvre, frissons violents, vomissements, etc.), il est nécessaire de surveiller l'état local, l'écoulement de l'urine, de s'assurer qu'elle ne stagne pas, qu'elle n'intoxique pas le malade en se décomposant et en étant ainsi résorbée ; dans ces cas, les débridements, les drainages périnéaux sont indiqués. Nous avons vu même plusieurs fois l'uréthrotomie interne, pratiquée au milieu d'états fébriles rémittents, faire cesser tout symptôme alarmant et produire ce que le sulfate de quinine n'avait pu faire.

2° *Local*. — Nous avons à passer en revue d'une part les indications, d'autre part les méthodes et les procédés qui conviennent à chaque cas spécial.

1º. — *Des Indications.*

La première indication est celle d'instituer le traitement aussitôt que le malade se présente au chirurgien.

Contre des lésions récentes et peu étendues, le traitement est moins grave, moins compliqué et plus sûr. « Pour les fistules simples même, dit Thompson, moins on fera, mieux cela vaudra, » mais à la condition de supprimer leur cause. — De ce que, par conséquent, certains malades s'accommodent d'une infirmité, légère à ses débuts, jusqu'au jour où l'aggravation ou la douleur les oblige à se soigner, de ce que certaines fistules s'oblitèrent même spontanément (obs. VII, VIII) et à diverses reprises, ce n'est point une raison pour le chirurgien d'attendre, de différer l'intervention ; car, agissant de bonne heure, il prévient soit les récidives, soit l'extension des trajets, soit les complications locales ou générales (abcès, fièvre immense, etc.), sans faire courir au malade des dangers serieux.

Ce premier point acquis, comment doivent être comprises les indications ? Pas de difficulté pour les fistules simples : traiter le rétrécissement et toucher aux trajets eux-mêmes le moins possible (Thompson).

Mais pour les fistules à trajets multiples, indurés, par où commencer ? Par le rétrécissement ou par les fistules ? Et pour ces dernières doit-on procéder lentement, en suivant pas à pas les indications, ou bien faut-il entreprendre d'emblée les opérations sanglantes ? — Bonnet (de Lyon) fut l'un des défenseurs les plus ardents du traitement direct des lésions fistulaires du périnée et du scrotum, sans préoccupation de la lésion pathogénique (rétrécissement) du canal. En 1855 (Gaz. des hop.), il proposa à la

Société de chirurgie, avec plusieurs observations à l'appui de ses idées, une méthode héroïque, radicale, qui consistait en ceci : « Inciser largement, sans s'occuper des angusties uréthrales, le périnée et le scrotum, et cautériser ensuite les immenses plaies ainsi obtenues avec de larges fers rouges, passés plusieurs fois sur toute leur surface. » Par contre, Reybard, aux premiers temps de son uréthrotome, estimait que « toute fistule doit guérir par la section du rétrécissement du canal. » (Tr. pr. des rétréciss.)

Nous n'avons point à énumérer ici les pratiques si diverses des anciens chirurgiens qui avaient d'ailleurs au fond pour règle de conduite l'un des deux principes, que nous venons de voir : agir ou sur le rétrécissement, ou sur les indurations fistuleuses. Actuellement, avec les progrès accomplis dans la cure méthodique des strictures uréthrales, la question est jugée, et on est d'accord pour conseiller en premier lieu la destruction de l'obstacle, de manière à rendre au canal non-seulement son calibre, mais encore sa souplesse et son élasticité : « Je ne saurais trop répéter, dit Civiale, qu'il est indispensable de rétablir entièrement la souplesse et l'élasticité des parois uréthrales pour que l'excrétion de l'urine puisse se faire aisément. La persistance de l'endurcissement et la rigidité de ses parois contribuent, plus qu'on ne pense, à entretenir la fistule et à paralyser les moyens curatifs. »

Voici comment M. le professeur Verneuil résume les indications, il faut : « 1° guérir le rétrécissement ; 2° mettre une sonde à demeure, ou, s'il y a danger, pratiquer des sondages intermittents ; 3° laisser de côté les callosités, le contact de l'urine avec les trajets et les cautérisations. » (Arch. de méd. Loc. cit.) Cette action directe sur les callosités périfistulaires, tant pratiquée autrefois, réservée maintenant aux cas anciens, récidivés, avec indurations fibroïdes, ne doit pourtant pas être absolument proscrite, comme le veut M. Verneuil; mais c'est à juste titre qu'elle ne vient qu'en dernier lieu.

Cocteau admet, en effet, cette dernière indication. Pour lui, on doit : « 1° empêcher l'urine d'arriver dans les trajets; 2° modifier les parois et les rendre propres à la cicatrisation. » (Loc. cit., 58.) Telle est la division que nous adoptons, en subdivisant toutefois la première formule en deux, que nous énonçons alors ainsi : 1° lever l'obstacle et rétablir le cours des urines; 2° les détourner de leur trajet pathologique. C'est cet ordre que nous comptons suivre pour exposer les méthodes et les procédés thérapeutiques, dont nous aurons à parler.

Nous avons dit qu'il est parfois nécessaire d'agir sur les trajets eux-mêmes après restauration du canal et détournement des urines. Différents cas peuvent, en effet, se présenter : tantôt une fistule, relativement récente, entourée de carnosités mollasses et encore souples, cesse bientôt, l'urèthre étant dilaté, de livrer passage à l'urine (obs. III, VII, VIII, XXII); tantôt il existe de vieilles fistules à orifice uréthral large, à trajets multiples, à parois très-dures et par où les urines continuent, malgré un canal suffisant, de s'écouler en majeure partie (obs. V); tantôt les fistules, petites et simples en apparence, parcourant des périnées cicatriciels, déjà labourés d'incisions antérieures, ont peu de tendance à se fermer, etc. Si la quantité d'urines perdues par les trajets diminue peu à peu jusqu'à suppression complète, on peut se dispenser d'intervenir; mais si, malgré le libre passage intra-uréthral et malgré la sonde, cette quantité, faible ou forte, reste la même, les trajets eux-mêmes, les callosités doivent être attaquées. La force réparatrice de pareils tissus est, on le sait, d'autant moindre qu'ils sont plus anciens;

de là deux méthodes suivant les indications : conserver ces tissus en les utilisant ou les détruire. Si on les conserve, on a pour but de réveiller leur obscure vitalité (incisions régularisatrices, uréthrotomie externe, cautérisations à la teinture d'iode (Guyon), de cantharides (Thompson), de nitrate d'argent, etc.). C'est là, nous le verrons, l'indication la plus fréquente. Si on cherche à les détruire, il s'agit ou d'obtenir leur résolution (topiques, cataplasmes) ou de les supprimer par exérèse (excisions totales ou partielles, cautérisations profondes). Nous verrons plus tard ce qu'il faut penser de ces pertes de substance.

2° *Des méthodes et procédés.*

A.—TRAITEMENT DES RÉTRÉCISSEMENTS URÉTHRAUX. — Traumatiques, cicatriciels ou inflammatoires, les rétrécissements uréthraux ont à peu près la même évolution et sont suivis des mêmes complications, à ces différences près que les deux premières variétés, marchant plus vite, présentent ces complications de meilleure heure. Tandis, en effet, que l'uréthrite produit la stricture uréthrale au bout de quelques années, en général (quatre, six ans et plus), le traumatisme, l'ulcération chancreuse la produisent en quelques mois. Quels que soient, d'ailleurs, la cause et l'âge du rétrécissement, c'est d'après le degré de resserrement du canal et de son induration, d'après son étendue, d'après les traitements antérieurs, etc., que l'on choisit la méthode de traitement.

Il ne nous appartient pas de discuter ici ces méthodes thérapeutiques, ni de revenir sur ce que, dans leurs mémoires, nos collègues ont déjà exposé ; rappelons seulement les indications de la dilatation et de l'uréthrotomie interne ou externe, telles qu'elles ont été posées à l'hôpital Necker.

a. *Dilatation*. — « La dilatation temporaire, dit Curtis, convient aux rétrécissements simples, non traumatiques, récents, et est d'une innocuité presque absolue : la dilatation permanente est nuisible, à cause des accidents d'inflammation locale (uréthrite, cystite, etc.) ou des phénomènes fébriles, et n'a pour avantage que de dilater plus rapidement et plus sûrement que la dilatation temporaire. » (De la dilatation, th. de Paris, 1872). Nous éliminous, on le voit, la dilatation permanente, sur les dangers de laquelle M. le professeur Guyon revient volontiers dans ses leçons cliniques. La dilatation temporaire consiste à passer tous les deux jours dans le canal deux bougies, l'une d'un numéro semblable à celui qu'on a passé dans la dernière séance, l'autre d'un numéro supérieur (filière Charrière) à celle-ci et à maintenir cette seconde bougie en place pendant quelques minutes, un quart d'heure au plus. La durée totale du traitement, supposé régulier, comprend en moyenne de 8 à 12 séances, suivant les cas. Tantôt cette méthode est employée seule jusqu'à ce que le canal admette le n° 20 ou 22 : tantôt, après quelques séances, on substitue aux bougies de gomme les sondes Béniqué, dont on passe quatre ou cinq dans le même jour et de la même manière : tantôt enfin, on achève avec ces sondes et après l'uréthrotomie interne, la dilatation du canal.

Ainsi pratiquée et réduite à une action de courte durée, la dilatation convient donc aux rétrécissements « récents et non compliqués », mais mal aux cas qui nous occupent, c'est-à-dire aux cas anciens et compliqués de fistules et où la dilatation est à elle seule presque toujours insuffi-

sante. Tantôt on n'obtient avec elle que l'amélioration
(obs. XIV), tantôt elle trouve son application à la fin d'un
traitement plus ou moins long et pour achever, comme
nous l'avons dit, la CALIBRATION de l'urèthre (obs. III, VII,
XVI). Le plus souvent, il faut lui adjoindre, soit quelque
manœuvre, comme la compression (obs. I), soit quelque
opération directe, comme les incisions, pour tarir
l'écoulement fistulaire. Mais, en général, nous le répétons,
la dilatation temporaire ne trouve que rarement son emploi ici : sur nos 32 observations, elle ne figure que trois
fois, en tant que méthode principale de traitement.

Il n'en est pas de même de l'utilité de la dilatation permanente, action accessoire de la sonde à demeure. Celle-ci
en effet, là où elle est indiquée, peut dilater le canal par
action de présence, comme une bougie à poste fixe, ou
bien on peut, aux moments où on la change, choisir des
calibres de plus en plus gros : nous examinerons d'ailleurs
ces faits un peu plus loin.

b. *Uréthrotomie interne*. — Pour les rétrécissements non
compliqués, cette opération est applicable toutes les fois
que la dilatation est « impuissante ou nuisible. » — Nous
n'avons ni à en décrire le manuel opératoire, ni à en dé-
fendre les nombreuses indications, ni à en démontrer l'innocuité presque constante, ni à en faire valoir les avantages. Tous les détails relatifs à ces points divers sont dis-
cutés dans l'excellente thèse de Reverdin (De l'uréthrotomie int., th. de Paris, 1869). — Pour nous, il nous suffit
de savoir comment elle modifie les lésions fistulaires, soit
seule, soit combinée, comment elle peut être modifiée
elle-même en tant qu'opération suivant les cas, et quels en
sont les résultats cliniques, démontrés par les observations.

L'uréthrotomie interne s'adresse aux rétrécissements

les plus anciens, les plus durs et les plus étroits, ou aux rétrécissements multiples qui rendent le canal moniliforme, à ceux même qui, depuis peu, ont déterminé de la cystite, des accès fébriles, des troubles digestifs. Presque jamais d'accidents consécutifs : parfois, au contraire, cessation des troubles de la santé générale, retour de l'urine à la transparence. — S'il y a des fistules périnéales ou scrotales, la sonde en gomme et à bout coupé (n° 14 à 15, fil. Charrière) qui en temps ordinaire est laissée vingt-quatre heures dans le canal, y est maintenu trente-six heures (obs. VI et VII) ou quarante-huit heures (obs. X, etc.), ou même plusieurs jours de suite (obs. XI), suivant que les urines passaient en plus ou moins grande partie par les trajets et, suivant la manière dont la sonde est supportée. Quant à la perméabilité des fistules, elle disparaît peu à peu, tantôt dès le lendemain de l'opération (obs. VII) lorsque les urines passaient en petite quantité, tantôt au bout de plusieurs jours (obs XXIX), tantôt lorsqu'on a commencé (huit ou quinze jours après l'opération) la dilatation (obs XXXI). — Mais, pour que les choses se passent de cette manière, il faut que, abstraction faite de l'état du canal, les lésions des fistules soient récentes ou peu accentuées : dans le cas contraire, l'uréthrotomie a besoin d'être précédée ou suivie d'autres opérations plus ou moins graves.

Dans les observations que nous rapportons, l'uréthrotomie interne a suffi dans 5 cas (obs. III, VII, VIII, XVIII, XXX) à elle seule, et sans modification du manuel opératoire pour amener la guérison complète des fistules ; et cela en l'espace de quelques jours à un mois. Dans les observations XXX et XVIII, on avait affaire à une fistule récente : les observations VII, VIII étaient des cas de fistule ancienne ou récidivée ; enfin les fistules étaient multiples chez le malade de l'observation III ; chez ce dernier, qui guérit malgré son âge (60 ans), il y avait deux trajets périnéaux et une complication vésicale (cystite). — L'amélioration seule fut obtenue chez le malade de l'observation XXIX.

Lorsque la nature du rétrécissement indique l'uréthrotomie interne, celle-ci doit être pratiquée au plus tôt, mais aussi dans les meilleures conditions possibles de l'état général et local. Le repos pendant quelques jours, le sulfate de quinine, les diurétiques trouvent souvent ici leur application, mais si, au milieu des trajets fistuleux, des engorgements inflammatoires , des clapiers où stagne l'urine contribuent à entretenir l'état fébrile, il est nécessaire d'ouvrir par de larges incisions les foyers de rétention avant de pratiquer la section intra-uréthrale. C'est de cette manière que fut obtenue la guérison (obs. XVI) d'une fistule de quatre mois et une très-grande amélioration en un mois (obs. VI) de vieilles fistules indurées, remplies de pus et fort irrégulières.

Le manuel opératoire peut aussi, mais exceptionnellement, être modifié. Le professeur Guyon pratique toujours avec l'uréthrotome de Maisonneuve l'incision uréthrale à la paroi supérieure. Dans un cas néanmoins (communication orale) où il dut combiner à une incision externe des masses indurées l'uréthrotomie interne, celle-ci fut faite à la paroi inférieure du canal.

Si l'on se trouve en présence d'un rétrécissement infranchissable, exploré patiemment et méthodiquement sans résultat, il ne reste alors que l'uréthrotomie externe. Déjà fort rare en raison même de la rareté des rétrécissements qu'on ne peut franchir, puisqu'elle est réservée presque exclusivement aux cas de cette nature, cette opération, fort rare, disons-nous, le devient davantage encore pour

Pauffard.   3

ceux de ces cas compliqués de fistules, auxquels l'uréthrotomie externe devient la seule ressource. Nous ne
l'avons vue pratiquer qu'un petit nombre de fois et dans
les conditions pathologiques les plus mauvaises : aussi ne
pouvons-nous juger par nous-même les résultats d'une
opération vantée autrefois, mais dont les indications sont
si restreintes aujourd'hui. Nous reviendrons toutefois
sur ce point au chapitre des incisions périnéales et lorsque
nous aurons parlé de la sonde à demeure ; sachons seulement pour l'instant qu'elle seule est indiquée, lorsque la
dilatation et l'uréthrotomie interne ne sont pas pratica-
bles.

B. — *Détournement des urines.* — *De la sonde à demeure
et du catéthérisme intermittent.*

Lorsque le canal est rétabli, l'urine tend à s'y engager
d'autant plus facilement que les fistules sont de date récente, et qu'elle les a parcourues moins longtemps. De là
a possibilité de la guérison par la dilatation, l'uréthrotomie interne seules. Mais le plus souvent, il faut aider
l'urine à retourner dans sa voie naturelle. De là, comme
complément, la nécessité du cathétérisme, soit à chaque
besoin de miction (cathétérisme intermittent), soit à l'aide
d'une sonde fixée en permanence dans l'urèthre (sonde à
demeure).

L'emploi de la sonde à demeure a, depuis le siècle dernier, été si controversé, et les chirurgiens sont encore
actuellement en tel désaccord sur son usage, que nous
croyons devoir rappeler un peu son histoire.

Jusqu'au milieu de notre siècle, les chirurgiens se sont
servis de la sonde à demeure dans presque tous les cas de
fistules au périnée ou au scrotum. Ledran (Obs. ch., 1731),

Desault (Œuv. chir., t. III), Choppart (Loc. cit.), en ont tiré d'excellents résultats. Boyer (Tr. des mal., ch. IX) préconise cette méthode, dont il parle en ces termes : « Il faut employer, dit-il, la sonde à demeure jusqu'à disparition complète des dépôts urineux. » Et, plus loin, il mentionne l'histoire de trois malades « chez lesquels la maladie existait depuis plus de dix ans : le périnée et le scrotum formaient une masse informe, percée de dix à douze ouvertures fistuleuses, par lesquelles l'urine sortait en arrosoir pendant la miction ; » il les guérit avec une sonde conique. « Bien rarement, ajoute-t-il, les fistules périnéales ne guérissent pas par l'usage de la sonde, lorsqu'elles ne sont pas compliquées. »

« La seule indication, dit Amussat (Rétentions causées par rétréciss., 1832), dans le traitement des fistules uréthrales, c'est d'empêcher que l'urine ne s'écoule par le trajet, et le moyen le plus rationnel et le plus constamment suivi de succès est l'usage méthodique des sondes. »

En 1840, il se produisit en France un virement d'idées assez subit au moment où Mercier signala dans ses Recherches sur le traitement des maladies des organes génito-urinaires (1840) une série d'accidents graves (uréthro-cystite, fièvre urineuse, ulcérations du canal, etc.), et l'on commença à redouter, au point de la proscrire, cette méthode thérapeutique désormais dangereuse. C'est ainsi que Velpeau écrivait en 1842 : « La sonde à demeure doit être le plus souvent rejetée et le cathétérisme lui être préféré parce que : 1° la sonde à demeure irrite les tissus, entretient la suppuration et l'écartement de la plaie ; 2° il y a filtration de l'urine entre la plaie et l'algalie. » (Dict. de méd., art. Prostate.)

Quelques années plus tard, Leroy d'Étiolles (Traité des angusties uréthrales, 1845) distingua, mais vaguement, les indications suivant les cas : tantôt, en effet, il considère la sonde à demeure comme le meilleur moyen à employer jusqu'à l'occlusion du trajet fistuleux ; tantôt il préfère faire sonder le malade à chaque besoin de miction. (Loc. cit.)

Arrivons aux chirurgiens contemporains, parmi lesquels règne la plus grande divergence d'opinions.

Pour Phillips, « la sonde à demeure doit être proscrite dans tous les cas parce qu'elle est, non-seulement inutile, mais nuisible, et on doit lui substituer le cathétérisme à chaque miction. » (Tr. des mal. des voies ur., 1860.) C'est exactement la manière de voir de Reliquet et de Thompson.

Pour Reliquet, toutefois, le cathétérisme intermittent ne suffit pas toujours, et « des cautérisations ou des injections dans les trajets fistuleux sont alors nécessaires. » (Opér. sur voies ur., p. 339.)

Voici comment s'exprime à ce sujet Thompson : « La sonde à demeure commence bientôt à remuer dans le canal... l'urine coule sur les côtés de l'instrument sous l'influence de l'attraction capillaire... et, en conséquence, nous considérons comme impropre au traitement de la fistule l'usage de la sonde à demeure... J'ai maintenant pris l'habitude d'apprendre au malade à passer lui-même sa sonde, ce qu'il fait chaque fois qu'il a besoin d'uriner, nuit et jour, pendant plusieurs semaines... Il est rare que notre but n'ait pas été atteint au bout d'un mois... Je ne puis trouver de mots suffisants pour dire le succès qui a suivi ce traitement si simple. »

Par contre, Civiale et Voillemier, moins exclusifs, regardent la sonde à demeure comme souvent utile. Ce dernier surtout déclare que « les accidents dont on l'a accusée sont rares et ne se rencontrent guère que chez les individus cachectiques ou chez les vieillards, que J.-L. Petit, Saviard, Desault, Boyer connaissaient ces accidents, et que pourtant la sonde à demeure était pour eux le meilleur traitement. » Dolbeau (Clin. ch. de l'Hôtel-Dieu, 1867) s'en déclare également partisan.

De cet aperçu rapide il résulte, comme conclusions, que pour quelques-uns la sonde à demeure produit des accidents parfois inévitables, et que le cathétérisme intermittent inoffensif y supplée avantageusement, tandis que d'autres acceptent volontiers les deux moyens thérapeutiques. De quel côté nous ranger ?

Est-il bien sûr tout d'abord que le cathétérisme intermittent soit aussi exempt de dangers, lorsqu'il est pratiqué par le malade ? Pour notre part, nous l'avons vu trop rarement mis en usage dans ces conditions pour nous prononcer ; mais ne peut-on supposer que des malades, même adroits et exercés, risquent de blesser leur urèthre, perforé déjà au niveau de l'orifice interne de la fistule ? Déjà en 1845, Benjamin Brodie (Lectures of the urinary organs. — Tr., Patron) en avait déconseillé l'emploi parce que, suivant lui «ce mode de traitement présente les mêmes inconvénients que la sonde à demeure, sans empêcher le contact de l'urine avec la fistule. » Si, enfin, nous pouvons assimiler pour cet objet les fistuleux aux prostatiques, nous voyons quelquefois la sonde à demeure être mieux supportée chez ces derniers que le sondage intermittent ; notre excellent collègue Henriet en a rapporté un exemple (De la sonde à demeure chez les prostatiques, 1875).

Tous les accidents de la sonde à demeure mentionnés par les auteurs sont dus à une action de présence de l'algalie, qui joue alors le rôle de corps étranger ; mais ne peut-on limiter à son gré les conséquences fâcheuses de ce corps étranger au point même de les rendre plutôt utiles que réellement nuisibles? C'est ce qu'il est nécessaire de discuter après avoir décrit en détail la pratique de M. le professur Guyon.

Modes d'application de la sonde a demeure. —Toutes les fois qu'une sonde reste à poste fixe dans l'urèthre vingt-quatre heures et au delà, elle est dite sonde à demeure. Après toute uréthrotomie interne, M. Guyon fixe jusqu'au lendemain une sonde à bout coupé, rectiligne, en gomme élastique et exactement cylindrique; nous savons déjà que la sonde, chez les fistuleux, demeure en place vingt-quatre, trente-six, quarante-huit heures ou même plus, suivant qu'elle paraît devoir être plus ou moins bien supportée.

L'urine s'écoule-t-elle presque toute par le canal et n'y a-t-il ni fièvre, ni douleurs? la sonde est fixée d'emblée et définitivement (obs. XI, XXI et XXII); mais, le plus souvent, cette première sonde est retirée le lendemain ou le surlendemain de l'opération, le malade est laissé tranquille pendant huit, quinze, vingt jours, et c'est après ce délai seulement, variable suivant les cas dans ces limites, que l'on fait usage de la sonde à demeure proprement dite. A ces malades donc, préalablement soumis à la quinine, on introduit sur mandrin une sonde à béquille mono ou bicoudée, souple, en gomme élastique, comprimant peu les parois du canal, ou bien une sonde conique dite sonde-bougie, si les sondes cylindriques pénètrent difficilement, à cause d'une hypertrophie prostatique par exemple. Dans les cas où ces sondes sont difficilement supportées, on leur substitue, avant de les supprimer tout à fait, des sondes en caoutchouc rouge, plus molles, moins irritantes et s'incrustant moins aisément. A la moindre douleur, au premier frisson, la sonde est changée ou retirée temporairement ou pour toujours.

En temps ordinaire, même si les urines sont troubles, la sonde peut rester dans le canal six à huit jours sans être, après ce temps, trop rugueuse (par écailles, dépôts uratiques). Elle a été laissée débouchée ou non, suivant que l'urine s'infiltrait ou non entre la sonde et le canal, pour s'engager dans le trajet fistuleux : il vaut mieux pourtant que la sonde serve à des mictions complètes et non à un écoulement de l'urine goutte à goutte, à cause de l'irritation facile de la vessie dans le cas où la sonde reste débouchée. Au moment où on la retire, la sonde a pris presque toujours une forme caractéristique, c'est-à-dire celle du canal ou en S, fait qui avait déjà frappé J.-L. Petit.

La sonde doit être remplacée. Tantôt elle l'est séance tenante (obs. IV, etc.); tantôt, s'il y a un peu de fièvre (obs. IX) ou une complication (orchite), on diffère de quelques jours sa réintroduction, qui est alors d'autant plus indiquée que l'urine pendant ce temps est sortie en plus grande abondance par la fistule (obs. IX). Tantôt encore et le plus souvent, le calibre des sondes qui se succèdent dans le canal est le même; quelquefois pourtant, dans le but d'achever la dilatation de l'urèthre, elles sont choisies et fixées par numéros ascendants, faisant ainsi par exception de la dilatation permanente (obs. IV, V, XXI).

La durée totale du séjour de la sonde à demeure est très-variable. Il est certain qu'elle devrait être maintenue jusqu'à ce que l'urine ne suintât plus par le périnée ou le scrotum; mais parfois elle devient ou inutile ou nuisible. Dans huit de nos observations, cette durée varia de quelques jours à deux mois et demi; mais les cas sont si divers et les limites si vagues qu'on ne peut tirer une moyenne même approximative. Boyer, Choppart ne craignaient pas de prolonger ce séjour trois et quatre mois. Ce dernier cite le cas d'un enfant qui supporta la sonde à demeure cent vingt-cinq jours, et Voillemier mentionne celui où il continua, avec des intermittences toutefois, cette méthode de traitement pendant quatorze mois ! « Il ne faut pas renoncer trop tôt, dit Voillemier, à l'usage de la sonde à demeure. » Mais à quel moment, soit de l'évolution de la maladie, soit de la durée du traitement, ne doit-on plus compter sur elle? C'est ce qu'il ne dit pas et ce qu'il est, d'ailleurs, difficile de déterminer.

Tels sont les différents modes d'emploi de la sonde à demeure. Quels en sont maintenant les résultats ou plutôt quelle en est l'action physiologique? Appliquée comme nous l'avons vu et présentant un calibre égal à celui du canal, la sonde détourne l'urine des fistules, Mais « une petite quantité, dit Thompson, filtre toujours entre les parois de la sonde et celles du canal. » Nous avons vu souvent, pour notre part, la sonde fonctionner d'une manière irréprochable, et puis, d'ailleurs, n'avons-nous pas dit plus haut qu'une petite quantité d'urine est une cause bien minime de l'entretien d'une fistule? En second lieu, la sonde à demeure agit sur le canal, qu'elle irrite plus ou moins, et spécialement sur le siége de l'ancien rétrécissement, qu'elle finit parfois de dilater. Le plus souvent, dans les conditions que nous avons exposées, l'irritation uréthrale est légère ; l'action de contact d'une sonde, peu irritante par elle-même, est bien moins intense que l'action dilatatrice, et elle se borne à produire un écoulement uréthral peu abondant, souvent sans explosion de phénomènes généraux. Enfin la sonde exerce une action irritante ou résolutive sur les callosités, les indurations périfistulaires. Celles-ci, débarrassées du passage de l'urine, tendent spontanément à accoller leurs parois ; mais, de plus, « la pression continuelle de l'instrument, comme

dit Desault, dans le canal, est plus puissante et plus efficace que les fondants les plus accrédités » (Œuvres chir.,
t. III), à la condition toutefois que cette pression ne soit
pas trop forte sur les parois de l'urèthre, parce qu'alors
elle déterminerait des complications d'ordre mécanique
que nous n'avons plus guère à redouter aujourd'hui.

Il est temps de revenir ici sur ces complications qui ont
tant effrayé les chirurgiens. Elles sont d'ordre mécanique
ou d'ordre phlegmasique. Les premières consistent en
plaques gangréneuses, en ulcérations uréthrales, suivies
de phénomènes graves (infiltration d'urine, etc...). Les
secondes sont constituées par l'uréthrite, la cystite, etc...,
les accès fébriles. Avec les précautions indiquées plus haut
pour la sonde à demeure, on doit conjurer en tous cas la
formation de ces ulcérations gangréneuses du canal ; car,
dit Mercier lui-même, « elles résultent, chez les vieillards
surtout, de la compression par des sondes trop rigides, »
(*Loc. cit.*) et, pour Cocteau, « la perte de substance se fait
à la paroi inférieure du canal et ordinairement dans la
portion de l'urèthre située en avant du scrotum, c'est-à-
dire dans le point où la sonde le déprime, » (*loc. cit.* p. 16)
parce que dans ce point la compression était trop forte.
Nous n'avons plus besoin d'insister. — Il n'en est
pas de même des inflammations, des accidents fébriles,
parfois aussi alarmants que rapides, quelquefois aussi
singulièrement exagérés. « On a souvent attribué, di
Cocteau, à la sonde à demeure des accidents dont elle
n'est pas responsable. » Si l'on songe en effet à la susceptibilité incroyable de certains malades à la suite d'un
simple cathétérisme, et aux phlegmasies, faciles à réveiller, qu'avaient présentées autrefois un certain nombre de
fistuleux, on peut se demander si la sonde à demeure est
vraiment coupable, et si d'autres agents n'auraient point

occasionné les mêmes accidents, au moins dans quelques cas. Dans d'autres cas, ces accidents, très-réels, mais atténués dans leur intensité et dans leur fréquence par l'application méthodique et la surveillance constante de l'instrument, peuvent cesser, au bout de quelques jours, la sonde étant retirée, assez complétement pour que de nouvelles tentatives soient justifiées et même qu'on obtienne plus tard une tolérance parfaite ou au moins suffisante (Ledran, Voillemier). Que si pourtant l'aggravation de l'état général ou local persiste, force est bien de renoncer au plus vite à une méthode, désormais dangereuse, et de demander au cathétérisme intermittent, sans effet sur les indurations elles-mêmes, la seule chose qu'il puisse donner, le détournement de l'urine.

Dans nos observations, la sonde à demeure fut employée chez 12 malades. Elle produisit un peu d'uréthrite chez la plupart, et de légers troubles pyrétiques seulement chez 2. (Embarras gastrique, diarrhée dans obs. XXI — Quelques accès de fièvre gastrique terminés par la tolérance, puis guérison, dans obs. IX). Chez les autres pas d'accidents. Dans obs. XI et obs. IV (ce dernier eut un peu d'orchite au début), l'amélioration fut surtout marquée quand on retira la sonde permanente : il faut ajouter que ce dernier encore était plutôt en période d'abcès urineux que de fistule confirmée. — Enfin elle amena le dégonflement des bourses et du périnée (obs. V, XXI) chez 2 malades, améliora l'état général une fois (obs. XVII), guérit en partie de vieilles fistules chez nᵒ X, et servit efficacement de traitement préventif dans 2 cas (obs. XVIII, XIX).

En résumé, la sonde à demeure, employée suivant certaines règles, peut donner d'excellents résultats, dans les cas de fistules plus ou moins invétérées. Les anciens chirurgiens qui en avaient exagéré la valeur sans préciser ces règles avaient amené contre elle un mouvement de proscription, exagéré aussi. Il est utile actuellement de réagir contre ces idées extrêmes, utile d'associer, qnand il le faut, toutes les autres ressources thérapeutiques, le cathétérisme intermittent lui-même, à l'emploi de la sonde à demeure; utile surtout d'agir prudemment toujours, différemment suivant les cas, en se préoccupant sans cesse des complications possibles, si on n'a pu les prévenir.

C. — *Moyens dirigés contre les fistules elles-mêmes.*

Si les médications précédentes et les méthodes de traitement qui y répondent sont fondamentales, et passent avant toute autre, il s'en faut qu'il faille négliger les moyens dirigés contre les fistules elles-mêmes, surtout contre leurs lésions propres. Nous avons déjà dit quelques mots plus haut de ces indications secondaires, il est temps de les examiner et de passer en revue les principaux modes d'intervention chirurgicale, devant aider à l'occlusion définitive des trajets.

De même que ces moyens chirurgicaux sont presque toujours combinés aux opérations intra-uréthrales après un temps variable, de même ils peuvent se combiner entre eux, en même temps ou successivement, suivant les cas si divers de la période où il est nécessaire de recourir aux principaux d'entre eux. On peut se proposer en effet de faciliter l'accolement des parois fistuleuses soit d'emblée, soit en mettant les tissus pathologiques dans les meilleures conditions de restauration possible. Dans le premier cas, il s'agit de rapprocher mécaniquement des tissus trop éloignés (compression, suture, autoplastie). — Dans le second, on cherche préalablement soit à réveiller la vitalité de tissus altérés (injections, incisions, cautérisations), soit à tenter la résolution des engorgements, des liquides infiltrés (topiques), soit enfin à supprimer toute partie jugée inutile ou nuisible (excisions, cautérisations profondes).

A. COMPRESSION, SUTURE, AUTOPLASTIE. 1° *De la compression*. — La compression se fait, au moment de la miction, à l'aide d'un doigt déprimant le périnée, et rapprochant les lèvres de la fistule au point d'empêcher toute issue de l'urine par là. En 1855, Diday guérit un malade, chez lequel tous les traitements avaient échoué, et auquel il recommanda l'usage, pendant la miction, d'un ballon de caoutchouc gonflé d'air et pressé sur le périnée. — Sans la considérer comme fort importante, cette précaution, peu mise en usage, rend quelquefois de réels services : c'est ainsi que le malade de l'observation I guérit une fistule périnéale simple ; par contre, d'autres malades, qui, sur les conseils du chirurgien, comprimèrent pendant quelque temps leurs fistules, ne constatèrent aucune amélioration. La compression est surtout utile pour les trajets simples, récents ; et, si elle peut porter jusque sur l'orifice intrauréthral de la fistule, elle contribue vraiment à détourner l'urine, comme le ferait le cathétérisme intermittent.

2° *Sutures. Autoplasties.* — Il n'est guère question, dans le traitement qui nous occupe, de ces procédés obturateurs, naturellement indiqués pour d'autres solutions de continuité. « La couche des tissus qui constituent le périnée, dit Voillemier, déjà épaisse à l'état normal, l'est bien plus encore quand elle a été le siége d'une inflammation chronique. » La suture fut pourtant appliquée par Ledran, mais sans plus de succès que ses prédécesseurs. « Depuis ce temps, ajoute Voillemier, je ne pense pas qu'on l'ait pratiquée jamais. »

L'autoplastie est aussi absolument exceptionnelle; Thompson cite le cas de Earle, qui, en présence d'une fistule avec perte de substance, emprunta (1817) aux parties environnantes un lambeau, avec lequel il parvint non à obturer, mais à rétrécir seulement l'orifice : ce ne fut que plus tard et par des cautérisations répétées que la fistule se ferma définitivement. Il semblerait tout d'abord naturel de songer, puisque la disposition de la région s'oppose aux opérations autoplastiques avec des résultats parfaits, à un simple rétrécissement de l'hiatus fistulaire, sauf à traiter ultérieurement le petit trajet persistant. Malheureusement, en dehors des cas d'ablation partielle du périnée ou du scrotum par armes à feu, etc., les tissus qui entourent une vaste fistule, lésés de toute manière, et par l'évolution pathologique et par les opérations antécédentes sont difficilement utilisables chez un malade, le plus souvent âgé, affaibli ou cachectique. Ces fistules demeurent donc, jusqu'à présent, incurables.

B. DES AGENTS THÉRAPEUTIQUES DIRECTEMENT EMPLOYÉS CONTRE LES MASSES FISTULAIRES.

I° *Des moyens propres à exciter la vitalité des tissus altérés.*

1° *Injections irritantes, légèrement caustiques.* — Lorsqu'une fistule est récente (obs. IV) et qu'après le traitement méthodique du rétrécissement le trajet fistuleux semble stationnaire, M. le professeur Guyon emploie les injections iodées. Quelques gouttes de teinture d'iode poussées dans les trajets, tous les jours ou tous les deux jours, accélèrent en général le travail réparateur. Dans les vieilles fistules, elles sont insuffisantes à elles-seules (obs. V) : quelquefois elles produisent une simple amélioration (XX). Il est inutile d'insister sur cette action locale de la teinture d'iode. — Parfois on lui substitue le nitrate d'argent en solution au 50e, dont l'action est peut-être plus franchement caustique, et dont l'efficacité est si réelle dans les vieilles inflammations uréthrales. Thompson conseille volontiers la teinture de cantharides, dont il se félicite : nous ne saurions, pour notre part, juger par expérience de la valeur comparative de cet agent.

2° *Incisions*. — Les incisions jouent un grand rôle dans le traitement des fistules uréthrales. Nous avons vu que pour certains traumatismes du canal ou pour des collections périnéales, l'incision, profonde, complète, au lieu d'élection (ligne médiane) est la règle et ne souffre pas de retard. Il en est de même si des fistules, indurées, calleuses, à orifices unique ou multiples, retiennent du pus, de l'urine, des corps étrangers, et détériorent l'état général ; il faut ouvrir sur le champ une large voie aux liquides, extraire les corps étrangers (calculs, sables, séquestre, etc.), réunir avec le bistouri les orifices extérieurs, ou s'ils sont trop éloignés, passer, s'il est possible, des drains dans les trajets. Dans ces conditions, la dilatation (par sondes, laminaire, etc.), des canaux tortueux est trop lente ; il faut agir vite, et les incisions remplissent le but. Elles doivent donc être pratiquées parfois avant la section intra-uréthrale (obs. VI, XVII, XVI); leur profondeur, leur direction, leur nombre varient évidemment suivant les cas.

Le plus souvent toutefois, elles ne sont pas d'urgence. Leur but est encore le même la plupart du temps; mais l'état général indemne permet au chirurgien d'attendre le résultat de la restauration du canal. Il s'agit donc encore de débrider des foyers, de mettre au grand jour des cloaques purulents, de sectionner des tissus mollasses, s'altérant sans réagir et enflammés chroniquement. Les anciens chirurgiens, Ledran et ses contemporains, ne craignaient pas de vastes incisions, même associées à d'autres opérations non moins énergiques : mais il faut reconnaître qu'ils ne pouvaient bénéficier des avantages que donne actuellement la thérapeutique perfectionnée des rétrécissements. Pour Voillemier encore « les incisions, employées surtout dans le cas où il existe une induration considérable des tissus qui a résisté à l'usage des bains généraux, etc., ne réussissent qu'à la condition d'être très-larges et très-profondes. » (Loc. cit. p. 432.)

Il est certain que l'emploi de la sonde à demeure raréfie les cas où il conviendrait d'inciser des indurations : on peut d'ailleurs toujours recourir à ces incisions en cas de contre-indications de la sonde. — Que l'on combine maintenant une incision profonde, atteignant l'urèthre, à une sonde que l'on introduit et qu'on laisse à demeure dans le canal, on pratique l'URÉTHROTOMIE EXTERNE.

Nous en connaissons la formelle indication : IMPERMÉABILITÉ DU CANAL. De l'absence de conducteur dans l'urèthre, il résulte que, dans cette opération, il faut toujours chercher le bout postérieur, recherche bien autrement difficile au milieu d'altérations périfistulaires que dans les cas non compliqués. Quoi qu'il en soit, l'uréthrotomie externe, en tant qu'opération complète, ne trouve que des applications fort restreintes dans l'affection qui nous occupe. Dans le même moment, il peut bien se faire qu'une sonde soit fixée dans l'urèthre, pendant qu'on pratique des incisions périnéales, mais ce n'est point là l'opération dans son ensemble, bien que le malade d'ailleurs bénéficie des avantages et de sa sonde et des incisions.

Il est parfaitement inutile ici de nous étendre longuement sur l'uréthrotomie externe, tant étudiée et tant discutée dans ces dernières années. (Andrade, Th. Paris, 1859. Eug. Bœckel, Tg. Strasbourg, 1868. Bourgain, Th. Paris, 1870). Nous l'avons vue, eu égard à la rareté exceptionnelle de ses indications, pratiquer un petit nombre de fois. On conçoit dès lors que ces cas soient aussi exceptionnellement graves, ou à causes des désordres locaux intenses et lentement accumulés, ou à cause de l'état cachectique des malades.

Les résultats de l'uréthrotomie externe sont pourtant fort variables. Une fistule simple peut coexister avec un canal infranchissable ou dévié : dans ces conditions, qui sont les meilleures, l'opération a toutes chances de réussir et il est curieux de voir combien la plaie se ferme aisément, combien aussi le rétrécissement tend peu à se reproduire (Guyon). Mais que les délabrements de l'urèthre (rétrécissements en chapelet) ou des régions sous-uréthrales (brides cicatricielles surtout, etc.) envahissent une zone de 8, 10 centimètres de longueur, comment se décider à inciser tout cela, et quelle restauration espérer de pareils tissus ? — Revenons aux incisions. Elles ont donc pour objet de régulariser des trajets tortueux et de produire sur les points ambiants une irritation réparatrice. Mais ici encore, qu'attendre au point de vue de la réparation de tissus cicatriciels ?

3° *Cautérisations.* — Les caustiques modificateurs tendent de plus en plus à être substitués aux caustiques destructeurs. Tandis que le fer rouge fut longtemps l'agent indispensable et largement employé contre toute espèce d'indurations, que Bonnet (de Lyon) même éteignait « 10 à 12 fers » dans une seule zone incisée, son usage se borne aujourd' hui à combattre « les végétations fongueuses » (Voillemier) et à exciter des parties atones. Il ne s'agit plus d'obtenir d'épaisses eschares, qui entraînent après elles ou des cicatrices ou des pertes de substance égales, mais de faire produire aux tissus rebelles des bourgeons charnus.

Tantôt le fer rouge est appliqué sur des surfaces incisées (obs. V) dans le cours du traitement : tantôt on pénètre soit avec le crayon de nitrate, soit avec le galvanocautère dans les trajets eux-mêmes (Obs. XXIV). Dans les deux cas que nous rappelons, la guérison eut lieu.

II. *Des topiques résolutifs.* — Nous serons bref sur leur emploi. Les bains, cataplasmes, onguent mercuriel aident à atténuer les poussées inflammatoires, qui cèdent avant tout aux débridements. Sœmering, Boyer comptaient beaucoup sur les cataplasmes etc., pour « faire fondre les callosités » ou pour « guérir les engorgements. » Moyens inoffensifs, bons peut-être par un usage prolongé à ramollir quelques points indurés, mais à coup sûr d'un intérêt absolument effacé, et banal.

c. DES EXÉRÈSES. — Elles consistent, comme on le sait, dans la suppression des parties malades, c'est-à-dire des masses d'induration, soit par le cautère, soit par le bistouri. Disons dès maintenant et ici encore que ces méthodes sanglantes, dangereuses et souvent inutiles, trouvent rarement leur application.

Nous avons vu plus haut avec quelle facilité Bonnet pratiquait d'immenses cautérisations et procédait, lui ainsi que beaucoup d'autres, à la destruction des fongosités de toutes les parties malades. Nous savons pourquoi les chirurgiens ont renoncé à peu près absolument à cette méthode. Reste l'exérèse par le bistouri, l'excision dont nous devons parler plus longuement.

« Ledran et ses collègues, dit Choppart, ne se contentaient pas d'inciser les callosités : mais aussi ils les excisaient. Elles leur paraissaient être de l'essence de la fistule, quoiqu'elles n'en soient qu'une complication accidentielle ; mais plus tard les excisions furent reconnues inutiles ou dangereuses. » (Loc. cit. 354.)

Les excisions peuvent porter sur les tissus malades ou sur les tissus sains (Voillemier).

1° SUR LES TISSUS MALADES. — Elles peuvent être totales ou partielles. Il est évident que l'on ne peut songer à l'excision totale, pour peu que les indurations soient profondes ou étendues : on doit se borner à enlever, s'il est possible, un ou deux noyaux plus indurés, dont la consistance est comme osseuse ou cartilagineuse, facilement isolables du milieu pathologique dans lequel ils sont plongés. (Obs. IX.) Rarement ces noyaux bien circonscrits constituent à eux seuls la phase ultime des DÉPOTS pathologiques, et sont les seuls obstacles à la cicatrisation : on comprend que, dans ces cas, leur ablation soit encore indiquée (Cocteau).

« Les excisions des tissus malades, dit Voillemier, sont inutiles, parce qu'elles ne remédient à rien, et qu'elles produisent de plus une perte de substance difficile à réparer » (Loc. cit.). Ces fistules deviennent irrévocablement incurables, lorsqu'elles n'entraînent pas avec elles un cortége d'accidents fort graves (pyohémie, etc.), c'est ce qui arriva à un malade de Ledran.

2° SUR LES TISSUS SAINS. — C'est à Voillemier qu'est due l'idée, ingénieuse et heureuse en même temps (il cite 10 cas de succès), à savoir d'ouvrir au milieu des tissus restés sains une voie de détournement pour les urines. En arrière des principaux trajets, il enlève, depuis la peau jusqu'à l'urèthre, une épaisseur variable de parties molles, peu ou pas altérées : c'est cette voie nouvelle que les urines vont suivre, supprimant ainsi aux anciens trajets leur part d'influence sur l'entretien de ces trajets (Gaz. hebd. 1874). Cette méthode a trouvé jusqu'à présent peu d'imitateurs.

CHAPITRE III

DE L'INCURABILITÉ DES FISTULES.

Si un certain nombre de fistules présentent d'emblée des caractères propres à convaincre le chirurgien de leur incurabilité, il s'en faut que ce pronostic puisse ailleurs s'imposer avec la même évidence. Tantôt, en effet, certaines fistules persistent d'une manière désespérante et inexpliquée; tantôt, la guérison s'obtient inopinément ou à l'aide d'un traitement qu'on aurait pensé insuffisant.

Les causes de l'incurabilité, extrêmement nombreuses, seraient pourtant presque toujours possibles à éviter. Elles tiennent :

1° *A l'âge de la maladie ;*

2° *Aux traitements antérieurs ;*

3° A *l'état local de l'urèthre et des régions sous-uréthrales ;*

4° A *l'état général du malade.*

La négligence des malades à prévenir le retour de leurs rétrécissements, ou à se faire soigner à l'arrivée des complications, contribue pour une large part à rendre la tâche du chirurgien plus difficile, quelquefois impossible.

Lorsque les quatre causes que nous venons d'indiquer réunissent leur maximum d'influence pour produire les lésions pathologiques, pourtant compatibles avec la vie, l'incurabilité est affirmée, le malade doit vivre désormais avec son infirmité, non exempte à son tour de complications, nécessaire par conséquent à surveiller, et exigeant de temps en temps un traitement palliatif. Si la maladie est très-ancienne, si les traitements antérieurs fort actifs, renouvelés plusieurs fois, ont labouré le périnée de cicatrices, ou abouti à des pertes de substance ; si l'état général est affaibli ou altéré, l'intervention chirurgicale n'est plus, nous le répétons, que palliative, et elle consiste, comme toujours d'ailleurs, à assurer le libre écoulement de l'urine et à combattre les inflammations (cystite, néphrite, etc.). « Si, dans cet état, dit Boyer, les fistules rendent en abondance, s'il y a des envies continuelles d'uriner et des douleurs vésicales, si les urines s'échappent difficilement par les orifices fistuleux, s'il y a de la fièvre, de l'insomnie, de l'amaigrissement, il faut tenter, pour le soustraire au danger, une opération grave... c'est-à-dire, une incision profonde... ou l'excision partielle des tissus désorganisés. »

Les ouvrages des anciens auteurs mentionnent fréquemment des cas, réputés incurables, où, soit une modification, soit même une suppression de traitement a amené une guérison inattendue. Nous savons mieux aujourd'hui à quoi nous en tenir sur la valeur thérapeutique des agents, sur les conséquences de l'expectation trop prolongée, ou des grandes lésions traumatiques, etc.; et, les conditions de l'incurabilité, résultant précisément du défaut d'adaptation de nos moyens avec les lésions fistuleuses, se trouvent par là même aussi mieux connues : l'avenir laisse moins de place aux surprises, contre lesquelles, ici comme ailleurs, le chirurgien doit toujours se mettre en garde

CONCLUSIONS.

1° Le traitement des fistules uréthro-périnéales ou scrotales comprend trois sortes d'indications, subordonnées les unes aux autres, et nécessitant l'emploi simultané ou successif de méthodes appropriées ;

2° La dilatation temporaire ou plus souvent l'uréthrotomie interne sont la base de tout traitement de fistules qui ont pour cause un rétrécissement ;

3° La sonde à demeure, employée méthodiquement, ne produit pas les graves accidents observés autrefois : elle ne peut être remplacée complétement par le cathétérisme intermittent ;

4° Les opérations radicales (excisions, cautérisations) doivent être rejetées, surtout dans les premiers temps de la formation d'une fistule, non-seulement parce qu'elles sont dangereuses ou peuvent être inefficaces pour le moment, mais parce qu'elles compromettent les opérations ultérieures ;

5° L'uréthrotomie externe, réservée à des cas spéciaux et fort rares, devient extrêmement grave la plupart du temps, tout en restant une ressource suprême.

TROISIÈME PARTIE

OBSERVATIONS

OBS. I (Personnelle). — Fistules périnéales après un abcès urineux. — Guérison durable par compression.

Juillet 1877. X..., 37 ans, tempérament solide, a eu une chaudepisse, à 20 ans environ. Quelques années après, il eut un rétrécissement très-étroit, à la suite duquel il eut un abcès urineux, suivi lui-même de fistules périnéales.

Dilatation des rétrécissements. Dès les premiers temps des fistules, le malade prit l'habitude de comprimer les trajets avec les doigts, et d'obturer les orifices périnéaux au moment de la miction. Depuis 1870, la guérison est complète ; aujourd'hui encore le malade prend la précaution de comprimer les cicatrices : il n'y a point eu de récidives.

OBS. II. (Service de M. Guyon.) — Abcès urineux récidivés et leur traitement. — Rétrécissement du canal : uréthrotomie interne. — Récidive plus tard : dilatation du canal. — Fistule : injections iodées.

Lécot. (Lucien), 42 ans, entré le 13 août 1875, à Saint-Vincent n° 14. *Antécédents.* Chaudepisse de 3 mois, il y a 20 ans environ ; il y a 10 ans difficulté de la miction en même temps que diminution du jet. En juillet 1870, est entré à Necker, pour rétention d'urine et infiltration au périnée. (Incision médiane sur le périnée et une deuxième à la racine de la verge). En août uréthrotomie interne : sort guéri le 17 septembre 1870.

Au 1er janvier 1875, chute sur le périnée ; à partir du lendemain, hématurie de 5 à 6 jours. Actuellement abcès au devant de l'anus (début il y a 6 semaines environ).

Rétrécissements du canal ; 14 arrête à la racine de la verge avec plusieurs ressauts, 8 franchit le cul-de-sac bulbaire et fait sentir une induration allongée du canal en ce point. Dilatation.

Le 23 août, n° 10.
Le 24, n° 11.
Le 25, n° 11.
Le 26, no 12.
Le 30, nos 12 et 13.
Le 2 septembre, nos 13 et 14.
Le 6, n° 14.
Le 8, n° 14.
Le 10, n° 15.
Le 12, n° 17.
Sort guéri le 12.

Il revient le 8 février 1876. La difficulté de la miction est petite ; mai il y a fréquence de la miction nuit et jour, des urines troubles et un écoulement blennorrhoïde abondant par le méat. Bon état général.

A la racine de la verge, existe une tumeur en avant du scrotum, grosse comme une noix, sans fluctuation manifeste, dure, tenant à l'urèthre par un large pédicule. Sur la ligne médiane en avant de l'anus, fistule, par où passe l'urine et remontant à quelques mois.

En arrière, sur les côtes de l'anus existent aussi de petits abcès. Prostate grosse, indurée, se prolongeant, en un point, du côté de la branche ischio-pubienne. Cataplasmes.

Le 12 février, 15 arrêté au niveau de la tumeur, 12 passe jusqu'à la vessie avec un léger ressaut. Un peu de cystite du col. Ouverture de la tumeur à la racine de la verge : un peu de pus s'écoule.

Le 12. Ecoulement d'urine par l'ouverture de l'abcès. T. 38°5.

Le 14. Plus de fièvre. Bon état général.

Le 23. S'est sondé avec n° 12, sans douleur mais avec un peu de sang dans l'urine.

Le 1er mars. Continue de se sonder à chaque besoin. Injection de teinture d'iode dans la fistule. Ne pisse plus par là depuis-qu'il se sonde. Urines belles.

Le 3. A uriné hier toutes les 5 minutes, après l'injection iodée ; une partie de l'injection est sortie par le méat.

Le 8. Pisse moins souvent.

Le 17. Se sonde. Plus d'urine par la fistule.

Le 18. Exeat.

Obs. III. (Personnelle). — Fistules périnéales. — Uréthrotomie interne. Guérison.

D..., 59 ans, mécanicien, entré le 28 décembre 1876, à Saint-Vincent n° 6. Malade depuis l'âge 29 ans, il vient faire soigner une fistule qu'il porte depuis 6 mois.

Première chaudepisse à 19 ans. A 29 ans, rétrécissement dilaté par Vidal (de Cassis); depuis, il s'est passé dans le canal, des bougies de plus en plus fines.

Depuis 6 mois, mictions plus fréquentes la nuit, non douloureuses, sans effort. Jet petit, souvent en arrosoir, tombant sur les souliers. Après la miction, urine dans les pantalons. Urines troubles. Jamais de douleurs vésicales. Pas d'hématuries.

Il y a six mois, s'introduit dans le canal un n° 10 pour se dilater, et se blesse.

Deux jours après, tuméfaction, rougeur du scrotum et du périnée; bientôt ouverture d'un abcès resté fistuleux, en arrière du scrotum à 0,01 c. à droite de la ligne médiane.

Depuis ce temps, apparition de deux autres fistules au même niveau que la première, mais à gauche du raphé et à 0,01 c. Actuellement à ces niveaux, induration périnéale; un peu d'urine s'écoule par les fistules au moment de la miction.

Exploration du canal. 1er arrêt au milieu de la verge admettant n° 12. Avec n° 11, deux ressauts dans le scrotum. Rien au bulbe.

Le 3 janvier. Urines toujours troubles.

Bougie n° 11, entre avec frottement et est serrée surtout dans la partie antérieure du canal. Il ne sort plus d'urine par les fistules.

Le 6. Uréthrotomie interne, sonde n° 14, pendant 24 heures.

Le 20. Suites de l'opération excellentes.

On passe 14 et 15.

Le 27. Dilatation aux Béniques 30 à 32.

Le 7 février, 38 à 40.

Le 9. Sort guéri.

Obs. IV. — Rétrécissement léger. Infiltration urineuse. Sonde à demeure préventive avec quelques accidents. Dilatation du canal. Guérison de la fistule.

D..., F., 30 ans, chauffeur, entre le 3 mars 1868, à Saint-Vincent, n° 1, chaudepisse il y a 4 ans, avec orchite.

Il y a 8 jours, après des excès de boisson, rétention d'urine, efforts, puis infiltration urineuse. A son entrée, vessie distendue ; on passe et on fixe le n° 12, on fait quelques mouchetures au scrotum.

Le 4 mars. Sonde marche bien. Poche urineuse à la base et à gauche de la verge ; on l'incise ; cataplasmes.

Le 5. Sonde marche bien.

Le 6. Autre poche urineuse de l'autre côté; après l'incision, on passe un drain qui réunit les deux orifices.

Le 7. Sur un conducteur fin, on passe une sonde à bout coupé, n° 17. Fixée à demeure.

Le 9. Pisse bien par la sonde.

Le 11. Orchite gauche.

Le 13. Sonde bouchée, on la change.

Le 14. Suppuration diminue.

Le 19. On change encore la sonde qui va bien.

1er avril. Etat très-bon.

Le 17. Changement de sonde. La fistule ne se ferme pas.

Le 21. On met un n° 20.

Le 25. On le change.

Le 28. Teinture d'iode dans la fistule.

Le 29. On change la sonde sans conducteur.

Le 3 mai. On l'enlève définitivement.

Le 5. La fistule s'améliore surtout depuis que la sonde est retirée.

Le 6. On passe n° 16.

Le 15. 17 passe, mais est serré.

Le 18. 17 passe facilement.

Le 27. 18 passe facilement. Fistules guéries. Le malade sort.

Obs. V. — Rétrécissements multiples. Fistules périnéo-scrotales. Dilatation du canal par sondes à demeure. Cautérisation des trajets fistuleux. (Teinture d'iode).

Richard, André, 64 ans, ancien militaire, entre le 14 janvier 1869, Saint-Vincent n° 16. Chaudepisse autrefois; actuellement encore écoulement, les urines coulent par la verge et le périnée, au périnée cicatrices fistuleuses et épaississement induré ; orifice fistuleux à la racine des bourses. Verge déformée par des cicatrices d'infiltration. Dans l'uréthre, rétrécissements multiples. Impossibilité à diverses reprises de passer des explorateurs ou même quelques fines bougies, jusqu'au 1er février. Jusqu'au 5 avril insuccès ; le 5 on passe no 10 jusqu'à la vessie.

6 avril. On fixe sonde 9 à demeure.

Le 7. Urines ont coulé par la sonde et par la fistule.

Le 10. Depuis hier, sonde 14. Urine presque en entier par la sonde sauf en cas d'effort ; scrotum moins dur, et fistules moins douloureuses.

Le 13. 16 entre facilement ; un peu d'hématurie.

Le 14. Mictions moins fréquentes ; rien par la fistule, un peu de sang.

Le 17. Sonde 17 à demeure pendant quelques jours.

Le 24. Sonde 18 à demeure jusqu'au 26. Bourses diminuées.

Le 27. 20 à demeure. Presque plus rien par les fistules.

Le 1er mai, no 20 reste.

Le 5, n. 20. Quand le malade retire la sonde, il ne peut plus uriner par le canal.

Le 13. Le malade saignant toutes les fois qu'il remue, on passe une soude en caoutchouc dans le canal.

Depuis une dizaine de jours, cautérisations à la teinture d'iode.

Le 14. Cautérisation des fistules au fer rouge.

Le 25. Nouvelle cautérisation.

Le 1er juin. Incision pour réunir les deux fistules, puis cautérisation large avec boule olivaire.

Le 14. Sonde est bien supportée. Pas de sang.

Le 15. Va bien, un peu de gonflement des bourses.

Le 18. Sonde a été retirée ; l'urine passe moins par les trajets.

Le 21. Le malade veut absolument partir : 6 semaines après son départ, il écrit que les fistules sont fermées et guéries, que les bourses et le périnée sont moins durs et moins gros, que la miction est facile et à plein et, et qu'il s'est sondé tous les 4 jours.

OBS. VI. (Personnelle). — Rétrécissements multiples. Fistules scrotales. Uréthrolomie interne. Amélioration.

L. (Victor), 62 ans, sellier, entre le 20 février 1877, salle Saint-Vincent no 7. *Antécédents* : chaudepisse de 8 mois en 1841 ; miction difficile depuis 10 à 12 ans seulement. En 1868, chute en arrière sur le sacrum et les reins, qui ont porté sur l'angle d'un trottoir. En 1870, douleurs brusques dans la région lombaire gauche, ayant duré de 8 à 10 mois, avec des intermittences. En 1871, incisions à la base de la verge au-dessous des pubis, et dans le pli de l'aine droite pour infiltration d'urine. Déjà à ce moment les urines étaient troubles. N'a jamais eu d'hématuries. Depuis ce temps, cystite chronique avec exacerbations pendant l'hiver (mictions assez fréquentes urines troublées, visqueuses).

De plus, 8 ou 10 mois après les incisions, formation d'abcès au scrotum, au nombre de cinq, successifs, évolués en 2 ans environ, et ayant abouti à plusieurs fistules scrotales qui ne sont jamais fermées. Il y a 25 jours, quelques petits graviers phosphatiques, rendus par le canal. A son entrée, on constate :

1° La trace des incisions faites en 1870 ;

2° La présence d'un paquet fistuleux scrotal, très-dur, s'étendant surtout à gauche et par lequel passe la majeure partie des urines ;

3° A l'exploration du canal, rétrécissements nombreux et d'autant plus étroits que plus profonds. Quelques petits gravis empêchent d'arriver jusqu'à la vessie.

Le 3 mars, n° 5 pendant 10 minutes dans le canal.

Le 5. Incision sur les bourses à cause de l'abondance de la suppuration. Bougie filiforme ne peut encore arriver jusqu'à la vessie à cause des graviers.

Le 8. Tentative infructueuse. L'urine passe presque toute par le canal.

Le 12. On franchit enfin le rétrécissement : on laisse à demeure la petite bougie filiforme, le malade urine très-bien autour.

Le 14. Uréthrotomie interne. Sonde à demeure n° 14, laissée 36 heures.

Le 15. Va bien, quelques graviers ont été rendus par le canal.

Le 31. A un peu de balano-posthite qui retarde les sondages de quelques jours.

Le 2 avril. 15 et 16 passent facilement.

Le 6. Balano-posthite persiste avec œdème inflammatoire du pénis. 28, 29, 30, 31, Béniqué passent.

Le 8. Exacerbation de l'inflammation du prépuce et du gland.

Le 10. Amélioration.

Le 11. Bougies 15 et 16.

Le 14. 16 et 17.

Le 15. Est obligé de partir, presque plus d'urine par les fistules.

Obs. VII. (Personnelle). — Rétrécissement très-ancien et très-étroit. Fistule récidivée. Uréthrotomie interne. Guérison.

D... Ch., 54 ans, terrassier entre le 24 mars 1877 à Saint-Vincent n° 9. A eu autrefois une chaudepisse chronique avec poussées aiguës intermittente sous l'influence du coït et de la fatigue, il y a environ 30 ans.

Cinq ou six ans après, miction déjà difficile et formation d'une fistule uréthrale en arrière des bourses, à un centimètre à gauche du raphé.

Pas de traitement, guérison 3 mois après. Depuis, à trois reprises différentes et à intervalles irréguliers, formation de nouvelle fistule, au même point que la première, durant quelques mois aussi, et se fermant spontanément. La dernière s'est formée 2 mois environ avant son entrée : la moitié des urines passe par le trajet ; peu d'induration autour. Dans le canal, rétrécissement très-étroit et très-dur ; après plusieurs tentatives infructueuses, on arrive à passer une bougie filiforme, collodionnée et en baïonnette : on la laisse à demeure pendant quelques jours.

Le 4 avril. Uréthrotomie interne. Sonde à demeure n° 14, pendant 36 heures. Pas d'accidents consécutifs.

Le 6. Il ne coule déjà plus d'urine par la fistule.

Le 14. On achève la dilatation. (Bougies n°s 15 et 16).

Le 16. n°s 16 et 17.
Le 18.   17 et 18.
Le 20.   18 et 20.
Le 22.   19 et 20.
Le 24.   20 et 21.
Le 26.   20 et 21.
Le 28.   20 et 21.

Obs. VIII. (Personnelle). — Abcès urineux et fistule périnéale récidivée. Fistule pénienne. Calcul de la poche.

C... H..., 34 ans, employé, de tempérament robuste, entre le 26 décembre 1876, à Saint-Vincent, n° 26. Une seule chaudepisse à 18 ans, en 1860. (Durée 2 mois à 2 mois 1/2.) Vers cette époque a eu, au-dessous du canal à 4 ou 5 centimètres du méat un abcès assez gros qui s'est fermé tout seul, en même temps à peu près qu'a disparu la chaudepisse. La fistule ne rendait plus rien ; il restait une petite poche qui, comprimée, se vidait dans le canal. Pendant un mois encore après, le malade à souffert de la vessie (envies fréquentes, dysurie, douleurs profondes, urines un peu troubles, non sanguinolentes). Deux ans après, il a eu sans prodromes, sans accidents du canal, un abcès prostatique, qui, après une durée de six semaines, s'est ouvert spontanément dans le rectum. Pendant 2 mois 1/2 à 3 mois, fistule prostato-rectale qui laissait pendant la miction une petite quantité d'urine par l'anus. Dix-huit mois après, abcès urineux au périnée, au-devant de l'anus, ouvert au bistouri puis transformé en fistule, par laquelle pendant six semaines, a passé une petite quantité d'urine ; la fistule guérit spontanément. Vers la fin de 1866, nouvelle tumeur et abcès urineux dans l'ancienne poche, ouvert également au bistouri, devenu fistuleux et guéri au bout de 3 mois sans traitement.

En 1868, nouvel abcès dans le même foyer, petit, ouvert spontanément et n'ayant laissé passer l'urine que pendant 15 jours. En 1870, miction devint de plus en plus difficile, cette difficulté légère au début, remontait à 1867, et pour la combattre, le malade depuis ce temps, des sondes nᵒˢ 14 et 15. En mars 1870, il se fit dilater par son médecin : en 1 mois, à 2 séances par semaines, on arriva du 14 au 19.

Pendant la guerre, il ne put se sonder, la fistule se rouvrit sans abcès et sans traumatisme jusqu'en novembre 1871, alternatives non interrompues d'occlusion et de perméabilité du trajet fistuleux, qui restait ouvert 4 ou 5 jours et fermé pendant 8 ou 10. Jusqu'à la fin de la guerre, (mars 1870) pas de nouveaux signes de rétrécissement.

En novembre 1871, la fistule fermée depuis 15 jours, se rouvrit précédée d'un abcès ; elle se ferma pendant un mois, et se rouvrit encore en janvier 1872 ; à cette époque le malade entra chez M. Guyon.

A l'exploration du canal, nᵒˢ 13 et 14 passent. Le 9 mars, uréthrotomie interne, pas d'accidents consécutifs, sauf cette particularité que le malade, à cause de la douleur, ne peut supporter que 6 heures la sonde à demeure. La fistule périnéale se ferma 3 semaines après; le malade sortit en avril. Tous les 15 jours, dans la suite, il se sonda pendant 4 mois avec un n° 18.

En juillet 1873, nouvelle ouverture de la fistule, précédée d'un petit abcès ; séjour d'un mois à l'hôpital, dilatation du canal depuis le 14 jusqu'au 22 ; occlusion de la fistule à la fin de juillet sans traitement spécial.

Depuis 1873, la fistule ne s'est point réouverte; actuellement il y a une cicatrice qui paraît assez solide. Il est donc cette fois à l'hôpital pour sa fistule pénienne, qui, en juillet 1870, avait contenu un petit calcul, gros comme un haricot, dur, blanc avec points rougeâtres, creusé à son centre, et entouré d'une couche d'acide urique. (Depuis un an il s'était aperçu de cette petite grosseur ; incision, extraction du calcul, pas de sonde à demeure ; cicatrisation incomplète de la plaie ; sort à la fin de juillet). Rentre à la fin de décembre 1876. Rien au canal ; le n° 18 passe bien ; mais la fistule pénienne ne s'est pas fermée; un peu d'urine passe toujours dans le canal anormal. Actuellement, 3 mictions normales dans les 24 heures, dont une la nuit : se sonde avec une sonde en caoutchouc à chaque besoin ; malgré cette précaution, quelques gouttes passent encore par la fistule.

Sort le 30 janvier dans le même état, n'ayant pas voulu se laisser opérer.

OBS . IX; (Personnelle). — Rétrécissement. Uréthrotomie interne. Fistules périnéales. Sonde à demeure. Guérison. Récidive.

M..., 53 ans, gardien de la paix, entre le 4 décembre 1876, à Saint-Vincent n° 11.

Chaudepisse il y a 29 ans : goutte militaire depuis. Après la première chaudepisse, cystite avec sang et pus. Le malade traite l'uréthrite chronique par injections de nitrate d'argent ; cystite suraiguë. Plus tard le malade se sonde, se blesse plusieurs fois (hémorrhagies abondantes); à la suite, petits abcès au périnée, qui s'ouvrent en laissant passer du pus et quelques gouttes d'urine ; il se forme une fistule gauche qui persiste. Dans la suite, pas de difficulté à la miction, pas de douleurs, pas de fréquence ; aucun trouble urinaire, en un mot. Il y a un mois, abcès sans cause appréciable, au périnée ; ouverture, issue de pus et d'urine. Aujourd'hui, urine presque exclusivement par les fistules; souffre en urinant.

Au toucher rectal, prostate moyenne, dure, vessie dure et bosselée, pas d'induration sur les parois du bassin. Deux fistules à droite, une à gauche, toutes au niveau des ischions.

Pas de tumeur périnéale, mais induration de la région. Dans le canal, 1er arrêt au niveau du scrotum avec n° 15, plusieurs ressauts ; 2° arrêt au fond du bulbe franchi avec le n° 5.

Le 13. Uréthrotomie impossible, la bougie conductrice ayant été arrêtée et pliant à son extrémité avant d'arriver à la vessie.

Le 14. Accès de fièvre. T. 41°.

Le 16. Défervescence s'est faite graduellement. Tumeur urineuse en avant du scrotum.

Examen des fistules. — Celle qui est située au niveau de l'ischion gauche remonte en haut et en dedans jusqu'à 5 à 6 centimètres. Contre-ouverture en ce point et passage d'un drain. On débride celles de droite sur toute leur étendue, excision des bords indurés. Pansement phéniqué.

Le 30. Etat général excellent. Bougie collodionnée en spirale, après quelques tâtonnements, arrive à la vessie et est mise à demeure.

3 janvier 1877. Uréthrotomie interne, sonde à demeure n° 15 laissée quarante-huit heures.

Le 5. On enlève la sonde.

Le 6. Peu d'urine dans le canal ; beaucoup par les fistules.

Le 8. Quantité d'urines à peu près égale par la verge et par les fistules.

Le 9. Urine exclusivement par la fistule.

Le 10. Béniqués 31 et 32.

Le 11. 32, 33, 34. Toutes les fistules droites sont fermées ; incision d'un clapier à gauche.

Le 13. Urine encore par la fistule. On enlève le drain à gauche et on le remplace par un fil.

Le 15. Urine également par fistule et par verge. Suppuration moindre du trajet.

Le 16. A uriné ce matin exclusivement par la verge.

Le 18. Urine plus par la verge que par la fistule. Le trajet postérieur fournit le plus d'urine et de pus.

Le 20. N'a pas uriné par le canal, sauf quelques gouttes, le reste est passé par les fistules. On met une sonde à demeure. Pas de fièvre.

Le 21. Apyrexie. Toute l'urine a passé par la sonde que le malade tient débouchée. Deux litres d'urine depuis hier matin.

Le 27. N'urine plus par les fistules. On enlève la sonde.

Le 29. A uriné par les fistules, mais d'une manière très-irrégulière. La plus grande partie de l'urine passait par le canal. Sonde à demeure est remise.

Le 30. Rien par la fistule.

Le 31. Rien par la fistule.

6 février. Rien par la fistule. La sonde est maintenue en place; la fistule parait formée.

Le 9. Depuis deux ou trois jours, état gastrique prononcé. (Langue sèche, pâteuse et noirâtre, pas d'appétit, vomissement). Ou retire la sonde.

Le 11. Depuis hier a uriné exclusivement par la fistule.

Le 12. On remet la sonde à demeure. Dans la journée, le malade n'a plus uriné par les fistules.

Le 20. Bon état.

Le 29. On retire la sonde à demeure. Fistule semble de nouveau fermée.

2 mars. Le malade ne se sonde même pas pour uriner. Toute l'urine passe par le canal.

Le 3. Idem.

Le 12. Part pour Vincennes complétement guéri. Revient dans le courant de juin pour une récidive de ses fistules qui ont reparu. Mais après son départ ne s'est pas sondé chez lui; le rétrécissement est revenu très-étroit. Nouvelle uréthrotomie interne. On recommande au malade de comprimer les fistules avec le doigt au moment où il urine. Actuellement (8 août) les fistules ne sont pas encore fermées, mais depuis qu'il pratique la compression, la quantité d'urine perdue par là est moindre.

Obs. X. (Personnelle). — Rétrécissement uréthral. Uréthrotomie interne. Fistules urinaires. Sonde à demeure. Guérison.

F.... 56 ans, journalier, entre le 12 décembre 1876 à Saint-Vincent n° 18. — Malade depuis sa jeunesse. Première chaudepisse à 12 ans; jamais guérie, goutte militaire est restée. Quatorze ans après, à l'occasion de son mariage, tentative de traitement (injections de nitrate poussées avec violence. A la suite, cystité suraiguë, avec hématuries abondantes. Depuis, c'est-à-dire depuis vingt ans, s'est toujours sondé lui-même; depuis trois ans, il ne peut plus le faire; quelque temps après, fistule ouverte sur le scrotum, livrant passage à tout le contenu de la vessie. Depuis ce temps, apparition de six autres fistules, en tout sept fistules dont quatre siégent sur la face antérieure du scrotum, une au devant de l'anus, deux ischio-rectales.

Depuis deux ans et demi, le malade ne pense pas avoir uriné une seule goutte par le méat.

Fonctions digestives bonnes; de temps en temps accès de fièvre. A l'exploration des fistules (15 décembre), on trouve que les deux fistules scrotales antérieures se dirigent obliquement en haut et en avant vers le pubis; la troisième fistule scrotale communique avec la deuxième; toutes communiquent avec une seule et même cavité qui semble située sur la partie gauche de l'urèthre, à la région pubienne. Dans le canal, n° 11 est arrêté à un centimètre en arrière de la racine de la verge. 2e arrêt au bulbe du n° 7. Une bougie collodionné est également arrêtée; bougie de cire dans la partie antérieure du canal.

Le 19. Deux drains dans les fistules.

Le 20. Bougie collodionnée en béquille pénètre dans le foyer et sort par une fistule. Etat général meilleur, plus de diarrhée.

Le 26. Hier, un peu d'urine par la verge.

8 janvier 1877. Après plusieurs tentatives, où les bougies sortaient toutes par les fistules, l'une d'elles arrive enfin à la vessie où on la laisse à demeure.

Le 13. Uréthrotomie interne. N° 15 laissé à demeure pendant deux jours. Jusqu'au soir du deuxième jour, urine par la verge exclusivement, à ce moment la sonde est bouchée, on la retire.

Le 15. Miction se faisant exclusivement par les fistules, on remet une sonde à demeure.

Le 21. Pas de fièvre ; sonde fonctionne très-bien, pas de douleurs en urinant : un litre à un litre et demi d'urines acides.

Le 23. Un litre et demi d'urines ; il ne passe rien par les fistules.

3 février. La sonde bouchée est enlevée, on ne peut en passer une autre immédiatement ; le malade reste sans sonde jusqu'au lendemain matin ; urine par les fistules (un tiers environ de la quantité totale).

Le 11. Va bien.

Le 20. Va bien.

Le 26. N'urine plus par les fistules qui sont cicatrisées ; la sonde à demeure est retirée depuis quelques jours ; le malade se sonde à chaque miction.

Le 28. Depuis hier ne se sonde plus pour uriner, l'urine passe complétement par le canal.

1er mars. Même état. Urines très-claires, 2 litres.1|2 environ dans les vingt-quatre heures.

Le 3. Le malade est complétement guéri, se lève et urine normalement ; six a huit mictions dans les vingt-quatre heures, urine un peu plus la nuit que le jour. 2 à 3 litres d'urine claire, transparente.

Le 12. Sort complétement guéri pour Vincennes.

Obs. XI. — Rétrécissement très-étroit. Infiltration urineuse et fistule périnéale. Uréthrotomie interne. Sonde à demeure. Guérison.

P... 50 ans, entre le 1er avril 1873, Saint-Vincent, n° 1. Chaudepisse à 20 ans ; fréquence de mictions depuis deux ans seulement ; puis difficulté depuis quelques mois. En janvier 1873, quelques accès de fièvre, suivis le

Pauffard.   5

28 janvier de gonflement et d'infiltration périnéale. Incision ; il reste une petite ulcération cicatricielle.

L'état général est bon. Cicatrice et induration périnéo-scrotale assez étendue. Fistule en arrière du scrotum, largement ouverte et laissant passer la plus grande partie des urines. Prostate normale. Explorateurs 18 arrêté au milieu de la verge, 15 en arrière du scrotum, 10 avant la fistule, 6 idem. Urines un peu troubles.

3 avril. Bougies de cire.

Le 4. N⁰ 4 franchit le rétrécissement et est fixée à demeure.

Le 5. Miction le long de la bougie, mais urines plus abondantes par la fistule. Uréthrotomie interne (lame 23), n⁰ 16 à demeure.

Le 7. Sonde est laissée à demeure. Un peu d'uréthrite. Apyrexie.

Le 9. Avec stylet, on constate un décollement de la peau sur le côté droit du scrotum dans une étendue de 3 centimètres. Incision. Dans le cloaque, on sent la sonde à nu dans l'étendue de 1 centimètre. Charpie.

Le 11. Plaie bourgeonne bien.

Le 15. Sonde va bien. Etat général bon.

Le 19. On change la sonde. Plaie va bien ; pansement est renouvelé tous les jours

Le 23. Urines troubles ; injections dans la vessie.

Le 25. Teinture d'iode dans le trajet.

Le 26. Petit débridement dans les bourses.

Le 28. Nitrate d'argent dans le foyer.

3 mai. On change la sonde à demeure.

Le 11. On l'enlève, fistule n'est pas tout à fait oblitérée ; on apprend au malade à se sonder.

Le 13. Amélioration.

Le 16. Sort non encore complétement guéri.

Obs. XII. — Fistule périnéale rebelle.

R... Ch., 52 ans, homme de peine, entre le 2 avril à Saint-Vincent, n⁰ 11. Blennorrhagie il y a vingt ans, pendant trois mois, miction un peu difficile bientôt après ; au bout de quatre ans, incontinence d'urine, laquelle diminue dix-huit mois après, mais continue jusqu'à ce jour où le moindre excès la ravive. Il y a quatre ans excès de tout genre (alcool, femmes), puis abcès urineux périnéaux qui s'ouvrent au bout de quinze jours. Il reste une fistule qui ne s'est jamais guérie et qui laisse de temps en temps passer l'urine. Il y a quatorze mois, Civiale lui a fait la dilatation, puis l'uréthrotomie interne. Après neuf mois seulement, le malade qui ne se soigne pas retombe dans le même état qu'auparavant.

A son entrée, on peut passer le n° 17. Se repose quelques jours ; la fistule se rouvre le 7 avril.

Le 9. Ce jour et les suivants, sonde 17 reste 5 minutes dans le canal.

Le 21. Dilatation de la fistule avec gentiane.

Le 25. Pas de résultat.

Obs. XIII. (Personnelle). — Rétrécissement traumatique. Fistule urinaire. Uréthrotomie interne.

G... (J.), 29 ans, entre le 7 mai 1877, à Saint-Vincent, n 21. Jamais de chaudepisse; d'une bonne santé en général. En janvier 1876, pris entre la roue de son moulin et un mur, il eut le bassin fortement comprimé ainsi que la partie supérieure des cuisses; il ne put marcher de 4 mois (fracture des pubis). Aussitôt après l'accident, rétention d'urine pendant 2 à 3 jours; cathétérisme assez facile, urine mélangée de sang pendant 8 jours. A partir de ce moment, miction difficile, 40 jours après l'accident, nouvelle rétention; après un cathétérisme infructueux, un grand bain ramena au bout de quatre jours la miction incomplète. Jusqu'en octobre, même état; mais les urines se troublèrent. A partir de cette époque, miction seulement par regorgement goutte à goutte et d'une façon continue. A plusieurs reprises, accès de fièvre. Jamais on n'a pu franchir l'obstacle.

Vers la fin de décembre, à la fesse droite, un peu au-dessous du pli fessier à peu près sur la ligne biischiatique, tumeur dure, indolente; en février seulement, elle s'ouvre et laisse passer un peu de pus et beaucoup d'urine. Depuis ce temps-là, les urines coulent par la fistule qui a deux orifices; le deuxième est au périnée. Quand le malade se lève et fait le moindre effort pour uriner, l'urine coule en jet par la fistule et goutte à goutte par le méat.

7 mai 1877. Vessie à deux travers de doigt au-dessous de l'ombilic. Explorateur 6 arrêté en arrière du cul-de sac du bulbe; Premier obstacle en avant franchi par le toucher rectal, on sent à droite du rectum comme une déformation du bassin (pubis et ischion).

Le 17. On ne peut rien passer par le canal.

Le 18. —   —

Le 22. —   —

4 juin. A uriné en jet par la verge ; on pénêtre dans la vessie.

Le 11. Bougie armée à demeure.

Le 25. Nouvelle bougie à demeure.

Le 26. La bougie sortie la nuit ne peut être réintroduite.

1er juillet. Embarras gastrique.

Le 2. Va bien. Bougie à demeure.

Le 9. Depuis deux jours, presque lus d'urine par la fistule.

Le 13. Plus d'urine, toujours la bougie à demeure.

Le 21. Un peu d'urine a passé par la fistule. On commande au malade de comprimer le trajet pendant qu'il urine.

Le 25. Orifice suinte toujours un peu.

Le malade est toujours en observation.

Obs. XIV. (Personnelle). — Rétrécissement inflammatoire. Fistule. Dilatation.

Ch... (Ch.), 57 ans, garçon de magasin, entre le 24 juillet à Necker, Saint-Vincent, n° 14. Chaude pisse à 17 ans ; plusieurs autres depuis dont une compliquée d'orchite et probablement de prostatite suppurée, ouverte dans le canal. Depuis 10 ans environ, le jet a lentement diminué de volume ; ni difficulté, ni douleurs en urinant. En 1870, très-probablement abcès urineux qui, après avoir fait saillie au périnée s'est ouvert dans le canal. En 1877, il y a trois mois, nouvel abcès, immédiatement en arrière des bourses, qui s'ouvre à la peau, et laisse, depuis suinter, par l'orifice l'urine à chaque miction. A cette époque, on passe un n° 8. Le malade n'a amais subi aucun traitement.

Actuellement, miction de fréquence à peu près normale ; ni difficulté, ni douleurs pour uriner ; jet de volume médiocre, bifurqué ; urines légèrement troubles.

On passe la bougie n° 9.

30 juillet. Dilatation à partir du n° 12, et le malade comprimera les trajets fistuleux pendant la miction.

1er août. 10 et 11 faciles.

Le 6. 12 et 13.

Le 8. 13 et 14.

Le 11. 14 et 15. Peu de modifications.

L'observation continue.

Obs. XV. (Personnelle). — Rétrécissement abcès. Fistule urinaire. Uréthrotomie interne.

C... (J.), 51 ans, retraité, bonne constitution, entre le 30 avril 1877, salle Saint-Vincent, n° 25. Entre 20 et 25 ans, plusieurs chaudepisses suivies d'écoulement chronique.

En 1865, signes de rétrécissement compliqués de tumeur urineuse. Uréthrotomie interne faite par Civiale.

Jusqu'en 1870, Beniqué 40. Pendant la guerre, ne se sonde pas; d'où quelques difficultés de la miction. Depuis cette époque, bougie 13, régulièrement passée.

En 1877, le 27 avril, veut introduire violemment n° 20. Le surlendemain, tumeur au périnée, précédée de douleurs violentes, frisson, fièvre, etc. 1er mai, grosse comme un œuf de poule.

Le 2. Incision sur la ligne médiane, pas de sang, frisson le soir; urine coule par canal et par plaie.

Le 4. Va bien.

Le 5. Un peu de sang.

Le 7. On écarte encore les lèvres de la plaie.

Le 10. 4 mictions, un tiers de litre chaque fois; urines un peu troubles un peu d'urine chaque fois par la fistule qui se referme.

Le 17. Rien de nouveau. Presque plus d'urine par la plaie.

Le 22. Passe n° 11, canal dur, épaissi.

Le 24. 11 et 12. Encore un peu d'urine, canal dur. 26. *Uréthrotomie interne.*

Le 29. Quelques gouttes seulement d'urine par la fistule.

6 juin. Fistule fermée. Urine facilement. Bougie 15.

Le 8. 15 et 16. On continue la dilatation.

Obs. XVI (Personnelle). — Tumeur urineuse périnéale. Rétrécissement. Uréthrotomie interne.

C... (F.), âgé de 61 ans, chaudronnier, entre le 6 mars 1877, salle Saint-Vincent, n° 17.

14 mars. Une seule chaudepisse il y a 40 ans environ.

Rien jusqu'à il y a une quinzaine d'années. Difficulté de miction d'abord légère, puis lentement progressive.

En 1868, entre chez M. Désormeaux (endoscope et dilatation par les Beniqué). Durée : un mois de traitement, pour son rétrécissement qui ne tarde pas à récidiver.

En 1872, entre chez M. Guyon. Dilatation avec bougies jusqu'au 20, en six semaines.

En 1873 (novembre), récidive. *Urèthrotomie interne.* Durée un mois de traitement ; s'en va après sondages avec nᵒˢ 40 et 41. S'est sondé dans l'intervalle. Il y a cinq mois, tumeur urineuse, grosse comme une noix, indolente, ayant duré une quinzaine de jours et ayant disparu spontanément.

Il y a quatre mois, s'étant sondé avec un fort numéro il se fit saigner, une nouvelle tumeur se produisit au même endroit en arrière du scrotum, indolente d'abord et devenue douloureuse la veille seulement de son entrée à l'hôpital. Depuis cette complication, pas de sondages ; difficulté de plus en plus grande de la miction. A son entrée, nᵒ 6 seul passe dans le canal. En arrière du scrotum, tumeur dure, comme lardacée, fluctuante superficiellement et ouverte déjà spontanément, de laquelle s'est écoulé une certaine quantité d'urine.

Le 10. Incision sur la ligne médiane profonde d'avant en arrière (tissus lardacés, infiltrés, épaissis, blancs, pas de foyer). Depuis ce temps, *il ne s'écoule pas d'urine par la plaie.* 2 litres à 2,200 grammes en 24 heures. Cataplasmes.

24 mars. Uréthrotomie interne.

2 avril. Pas d'accidents. La plaie et fistules périnéales sont beaucoup améliorées.

Le 7. Bougies 15 et 16 passent bien.

Le 9. 16 et 17.

Le 14. Béniqués 32, 33, 34, 35, 36.

Le 17. 36, 37, 38, 39, 40.

OBS. XVII. (Personnelle). — Rétrécissement uréthral. Fistule urinaire. Uréthrotomie interne. (22 mai).

G... (L.), 63 ans, journalier, bonne constitution, entre le 8 mai 1877, salle Saint-Vincent, nᵒ 8. Chaudepisse à 28 ans, transformée après plusieurs exacerbations dans les années suivantes, en goutte militaire. Rien autre jusqu'à il y a sept ans, sauf quelques difficultés dans la miction après excès de boissons.

Il y a sept ans, jet de l'urine assez fin et miction difficile de plus en plus ;

dilatation progressive; amélioration, continuée pendant deux ans par le passage de bougies fait par le malade lui-même. Deux ans plus tard, l'écoulement continuant toujours, passage de bougies, injections de sulfate de zinc, puis un jour, longue course ; la nuit suivante il est pris de douleurs vives au périnée, gonflement, abcès (fièvre), qui s'ouvre quelques jours après en arrière et à droite des bourses (sang, pus et urine). Depuis ce moment, les urines se sont écoulées par là en partie. Du côté de l'urèthre, un peu d'urine passait par le canal, mais jet faible et impossibilité de faire passer les bougies même les plus fines ; une seule fois, au dire du malade, l'obstacle a été franchi par lui-même avec une bougie fine.

Dans ces derniers temps, mictions extrêmement fréquentes, non douloureuses, avec jet filiforme, urine s'écoulant toujours en grande partie par les trajets fistuleux en arrière des bourses. Le malade vient à Paris ; à la suite du voyage, gonflement complet du scrotum ; les urines sont un peu troubles.

11 mai. En relevant les bourses parcourues par des sillons profonds, pus et urine s'écoulent : on fait plusieurs incisions à partir de l'orifice fistuleux.

Le 12. Pas de frissons ; le malade a uriné par la verge, plus que depuis longtemps.

Le 13. Quelques gouttes seulement par le canal.

Le 17. Peu d'appétit. Gonflement disparu.

Le 19. Un peu plus d'urine par le canal.

Explorateur 16 arrêté à la traversée du scrotum.

        9 — au bulbe.

        6 — —

Explorateur filiforme à crochet passé est laissé à demeure. Etat général meilleur.

Le 23. *Uréthrotomie interne.* sonde 15.

Le 24. On enlève la sonde à demeure. Pas de fièvre. Urines acides, troubles, non sanguinolentes.

Le 25. Urines claires. 3/4 sort environ par le canal.

Le 29. Bourses tuméfiées, rouges, même plus que dans les jours qui ont suivi les incisions de la tumeur urineuse. Etat général moins bon, pas de sommeil ni d'appétit.

1er juin. Urine moins par le canal. Sonde bougie n° 12 à demeure, lavage de la vessie.

Le 2. Sommeil, appétits revenus ; se trouve mieux.

Le 5. Amélioration générale, toujours un peu d'urine par les fistules.

Le 8. Sonde est changée, toute l'urine passe maintenant par le canal.

Obs. XVIII. — Abcès urineux et fistule. Rétrécissement. Uréthrotomie
interne.

M...., 56 ans, entre le 14 mars 1874. salle Saint-Vincent, n° 10. Il y
a un an, chute sur le périnée, qui a porté sur un banc; retention d'urine
immédiate; pas de pissement de sang. Une sonde d'argent, introduite avec
beaucoup de difficultés. fut laissée à demeure trois semaines. Après quoi
on mit une sonde élastique qui fut introduite facilement et laissée à demeure un mois après l'accident. Abcès au périnée qui s'ouvre seul et laisse
passer l'urine par la plaie. On enleva la sonde et on resta huit jours sans
pouvoir la replacer. Enfin, remise trois semaines, le malade n'urine plus
par la plaie.

Dans urèthre, retrécissement. Uréthrotomie interne le 30; on avait passé
le 14 bougie collodionnée, n° 4; guérison et exéat le 15 avril.

Obs. XIX. — Abcès urineux sans rétrécissement.

L.... L., 55 ans, entre le 21 janvier 1873, salle Saint-Vincent, n° 10.
N'a jamais été sondé. Difficulté de miction depuis cinq à six semaines. Depuis quelques jours, grosseur au périnée. A son entrée, apyrexie. Vessie
non distendue. Tumeur périnéale, gosse comme un œuf, dont la racine
semble se trouver du côté gauche de l'urèthre. Peu douloureuse, parois
dures, peu tendues. Pas d'œdème du scrotum ou de la verge. Prostate
moyenne. 19 est arrêté dans fosse naviculaire. Sonde bougie 17 est laissée
à demeure; urines limpides. Cataplasme. Scrotum s'œdématie en arrière
sans continuité avec la masse périnéale. Le long de la sonde muco-pus.

Le 24. Incision sur ligne médiane. Parois très-épaisses. Evacuation
de beaucoup de pus. Cataplasmes. Plus de sonde à demeure.

Le 25. Apyrexie. Scrotum encore œdématié.

Le 28. Œdème diminué.

Le 31. Plus d'œdème. Sonde à demeure. Induration très-marquée à gauche de la ligne médiane, se terminant sur la racine du scrotum.

Indications de mettre la sonde; jamais les parties ne sont détergées.

Le 5. La sonde est enlevée.

Le 7. Plus d'urines par la plaie. Induration persiste.

Le 28. Après cautérisation au nitrate, plaie est fermée.

1ᵉʳ mars. 19 passe, mais au retour, sensation de dureté comme au début.

Sort le 2 mars guéri.

Obs. XX. — Rétrécissement. Accidents vésicaux et rénaux. Uréthrotomie interne. Fistule périnéale. Amélioration.

G. E., 45 ans, employé, entré le 13 octobre 1868, salle Saint-Vincent, nº 12. Cet homme avait séjourné déjà à Necker, du 31 janvier au 19 mars (même année), pour un rétrécissement et accidents graves de phlegmasie vésicale et rénale. Revient du 20 juillet au 20 août avec mêmes accidents (point de traitement efficace à cause des accidents locaux). Revient le 13 octobre, Uréthrotomie interne le 30. On passait le 6. Fistule au périnée, depuis trois ans ?

Sonde 1 jour. Va très-bien.

A partir du 15 novembre on passe les bougies jusqu'au 20. Térébenthine qui rend les urines plus claires.

4 décembre. Injection iodée apparaît au méat.

7 —   —   —   avec brûlure dans le canal.

11 —   —   —   —   —

14 —   —   —   —   —

19 —   —   se rétrécit.

Sort le 27 décembre, avec une petite fistule et un peu de cystite.

Obs. XXI. (Personnelle.) — Rétrécissement. Infiltration et abcès périnéal. Uréthrotomie interne. Sonde à demeure. Guérison.

M. A., 32 ans, ajusteur, entre le 30 décembre 1876, salle Saint-Vincent, nº 4. Chaudepisse à 21 ans; à 24 ans, difficulté de la miction; à 27 ans, rétention d'urine pour laquelle il a été simplement sondé, mais non dilaté ; cinq jours après son entrée, on passe le nº 4 jusqu'à la vessie. Le 10 janvier, on passe le nº 7; mais à partir de ce moment, frissons, fièvre, malaise, douleur légère au rein droit. Le 14 éruption variolique discrète; il passe en médecine. Revient le 17 février. Du 17 février au 5 mars, on passe de 4 à 10.

8 mars. Frissons et fièvre; pas de douleurs rénales, ni de saignements du canal. Jusqu'au 12, frissons, fièvres, sueurs, anorexie. Mictions fréquentes et douloureuses (cystite).

Le 12. Fièvre a complétement cessé.

Le 14. Encore fièvre, urines muco-purulentes jusqu'au 18.

Le 19. Périnée infiltré. Incision médiane.

Le 20. Sonde petite à demeure.

Le 21. La fièvre est tombée, il reste de l'anorexie, dégorgement du périnée.

Le 23. Urines troubles et peu abondantes. Peu d'urine par l'incision périnéale.

Le 26. Etat très-bon. Périnée est souple.

1ᵉʳ avril. Une sonde est restée à demeure toute cette semaine. Etat excelcellent. On ne peut pourtant passer le 15 qui avait déjà franchi.

Le 2. 12 passe.

Le 4. 13 — ; un peu d'urine par périnée.

Le 6. N° 13 ne passe pas.

Le 9. Uréthrotomie interne (lame 13, sonde 18).

Le 12. On change la sonde à demeure.

Le 13. N'a pu garder la sonde hier ; un peu d'urine par la fistule; moins de fréquence dans les mictions.

21. Dilatation. N° 17.

Le 26. Sonde à demeure introduite sur mandrin.

Le 28. Un peu de liquide par le périnée.

4 mai. Toujours la sonde à demeure.

Le 5. Il perd de l'urine pendant la défécation seulement. Cautérisation avec teinture d'iode.

Le 6. Idem.

Le 14. Va bien; on continue la cautérisation; on change la sonde à demeure; c'était une sonde bougie n° 15. On met une sonde molle n° 16.

Le 20. Muco-pus sur la sonde; on met à demeure n° 18.

4 juin. Accès de fièvre, hier à deux heures. Pas de douleur en urinant ; urine claire.

Le 6. Céphalalgie, moins de sueurs.

Le 7. Abcès ouvert au périnée, à gauche de la ligne médiane et un peu en arrière du scrotum. Pas d'urine par l'ouverture. Un peu d'urine par le périnée. On enlève la sonde à demeure.

Le 16. Va bien, un peu d'urine par fistule. Bougie 18.

Le 21. Crayon sur la fistule.

Le 25. Plus d'urine depuis trois jours par fistule.

Le 30. Périnée souple. Bougie 18.

9 juillet. Guérison. Malade se sonde lui-même, avec 17.

Le 11. Exeat.

Obs. XXII. — Fistule simple scrotale.

N. A. sculpteur, a eu une chaudepissse il y a 26 ans. Premières difficultés de miction, il y a vingt mois; il y a dix-huit mois, abcès urineux
scrotal à gauche, transformé en fistule, avec épaississement considérable
de la région. Depuis, n° 6 seul passe jusqu'à la vessie.

Entre le 28 juillet 1871. Saint-Vincent, 16.

Le 29. Uréthrotomie interne avec lame 23, sonde 17. (Rétrécissement
très-dur.)

Le 31. On laisse la sonde à demeure pendant quelques jours.

Va bien jusqu'au 12 août.

Du 12 août jusqu'au 18, on va de 16 à 18.

Le 18. Le n° 20 passe.

Le 22. Va bien. Sort le 26; fistule fermée depuis.

Obs. XXIII. — Rétrécissement récidive : fistule. Uréthrotomie interne.
Sonde à demeure.

V...., 70 ans, rentier, entre le 14 mai 1872, salle Saint-Vincent, n° 20.
Autrefois chaudepisse; puis retrécissement dilaté jusqu'au n° 17. Pendant
cinq mois, l'urèthre admit ce numéro, puis il n'admit plus que le n° 15,
et cela pendant deux ans.

A ce moment survint une inflammation (abcès urineux)? qui donna
naissance à une fistule. Quelque temps après le malade ne put plus se sonder : l'urine passait par la fistule, en totalité. Même état pendant la Commune; la vessie se vidait bien.

Le 16 mai. Bougie filiforme n°1, pénètre difficilement : 1|2 heure.

Le 17. Id. 3|4 d'heure.

Le 20. Id. 1 heure.

Le 22. Id. à demeure.

Le 25. Après quelques difficultés (une cavité existant le long de la
branche de l'ischion, où se perdit la 1re petite bougie), on arrive à la vessie. Uréthrotomie interne, lame 23, sonde 18.

Le 27. A demeure. Va bien.

Le 28. Souffre dans la journée; on doit retirer la sonde.

Le 30. Va assez bien.

Le 31. Id.

Le 4 juin. Id. Pas de fièvre

Le 6. Sonde en gomme béquille remise à demeure.

Le 11. 38,°4. Un peu de fièvre. Diarrhée.

Le 12. Bouche amère. Diarrhée moindre.

Le 17. Un peu de diarrhée.

Le 20. Sort guéri.

OBS. XXIV. — Abcès urineux périnéal sans rétrécissement. — Fistules.

Le N. P..., 56 ans, entre le 14 novembre 1873, salle Saint-Vincent, n° 7. (A déjà séjourné dans le service.) A son retour, souffre depuis 4 jours (fièvre, insomnie) d'un abcès périnéal.

Le 15. Incision médiane.

Le 22. Va bien. Exploration : malgré l'épaississement du canal, on passe n° 17.

Le 3 décembre. Va bien. Urines passent par fistules dont l'orifice est situé en arrière des bourses à gauche de la ligne médiane. Le stylet pénètre de 3 centimètres environ en se dirigeant vers la fosse ischio-rectale; on ne le sent pas par le toucher rectal.

Le 6. Débridement du trajet, sans aller jusqu'à la muqueuse uréthrale. On peut passer un n° 26; sonde à demeure jusqu'au 8. Pas de fièvre.

Le 9. Pas de fièvre. Urine toutes les 1|2 heures. Jet plus gros. Pas d'urine par la plaie, suivant le malade.

Le 15. Un peu d'urine par la plaie, cautérisation au nitrate d'argent.

Le 27. Belle plaie, 7 à 8 gouttes d'urine seulement. Cautérisation.

Le 3 janvier. Sonde, n° 18.

Le 5, 7, 20. De mieux en mieux : cautérisations.

Le 7 février. N° 17.

Le 8. Un peu d'urine passe encore; il n'en était point passé depuis 5 ou 6 jours.

Le 9, 15, 17, 20, 23, 25. Cautérisation avec galvano-caustique.

Le 16. N° 17.

Sort guéri le 23.

Obs. XXV. (Personnelle.) — Fistules urinaires et complications multiples.
(Service de M. le professeur Panas. — Hôpital Lariboisière.)

D..., 52 ans, tapissier, entre le 2 avril 1876, salle Saint-Ferdinand, n° 7,
Il eut deux blennorrhagies dont la 2° a duré de 2 à 3 ans, jusqu'en 1861.
Pas d'orchite, peu d'écoulement, ne s'est pas soigné. Depuis cette époque,
incontinence d'urine, pisse 4 à 5 fois par jour, jet fin prolongé. Il y a deux
ans, abcès au périnée, fistule qui s'est fermée sans traitement.

Depuis 3 mois, courbature et faiblesse générale ; depuis 15 jours, gonflement des pieds et des jambes ; constipation habituelle ; depuis un mois
il pisse par le périnée, et depuis 5 jours plus du tout par l'urèthre.

Etat actuel : plusieurs fistules au périnée, qui paraissent contournées
dans leur trajet ; on en compte 4. Urine rendue en quantité normale, rem-
plie d'albumine, sans sucre. Urèthre rétréci, infranchissable. Anasarque
généralisé ; claquement exagéré des valvules sigmoïdes ; sonorité thora-
cique exagérée ; murmure vésiculaire pas diminué. Depuis 3 jours, diarrhée
abondante, infecte. On décide uréthrotomie externe.

Le 8 avril. Opération. Chloroforme. Incision de 4 trajets fistuleux dans
des tissus fongueux. Uréthrotomie externe sans conducteur immédiatement
en avant du collet du bulbe. On trouve l'urèthre et l'urine s'écoule mélangée de pus. Il y a en outre un rétrécissement situé immédiatement au-
dessous de la fosse naviculaire ; débridement du méat par le bistouri et
séance tenante uréthrotomie interne. Sonde à demeure, pansement phéniqué.

Quelques jours suivants, diarrhée, marasme, coma, mort le 15 avril, à
10 heures et demie du matin.

Autopsie. — Organes génito-urinaires.

Urèthre. — Rétréci derrière la fosse naviculaire ; rétrécissement total de
2 cent. de long, vers le milieu de la partie spongieuse. Un trajet fistuleux
est à cheval sur l'urèthre à la partie supérieure au niveau du ligament sus-
penseur de la verge, il contourne les corps caverneux et communique avec
la plaie du foyer périnéal. Tissu cellulaire entre bulbe et rectum épaissi,
dur, rempli de clapiers et de trajets. De plus prostate hypertrophiée, abcé-
dée et tuberculisée. Vésicules seminales énormes et remplies de pus. Vers
l'anus, abcès tuberculeux.

Obs. XXVI. — Rétrécissement uréthral. Uréthrotomie interne. Tumeurs et
fistules périnéales. Cautérisations. Excisions.

Royer, 62 ans, mécanicien, entre le 5 octobre 1871, à l'hôpital Necker,
salle Saint-Vincent, n° 7 (service de M. le Dr Guyon). Autrefois blennorrha-

gie? Il y a deux ans, rétention d'urine subite. Sondé, dilaté par Voillemier, pendant 2 mois.

6 mois plus tard, petite poche urineuse qui s'ouvre spontanément et après laquelle persiste une *fistule périnéale*. *Uréthrotomie interne* quelque temps après, rétablit le calibre du canal et ferme fistule. La fistule se rouvre bientôt.

Actuellement, induration scrotale gauche rejoignant en arrière la fistule, faisant corps avec les parties profondes du périnée et présentant à sa partie culminante une autre fistule qui laisse pénétrer un stylet à 5 cent. environ.

Les urines coulent bien surtout par les fistules.

Cataplasmes et bain.

Le 13 octobre. Deux nouveaux petits pertuis se forment entre les deux fistules.

Le 14. Uréthrotomie interne. Rétrécissement très-dur. Sonde à demeure.

Le 15. Hémorrhagies vésicales répétées qui nécessitent l'aspiration du sang avec la seringue ordinaire. Sulfate de quinine 1 gramme.

Le 16. Pas de fièvre. Urines sanglantes sortent un peu par la fistule périnéale.

Le 17. Urine claire. Injection matin et soir dans la vessie.

Le 19. Peu d'urine par la fistule. Sonde changée.

Le 24. Bon état, injections chaque jour, mais hémorrhagie revenue ; expulsion de trois petits caillots et écoulement de sang pendant quelques heures.

Le 31. Nouvelle hémorrhagie. Aspiration.

Le 5 novembre. Nouvelle hémorrhagie, malade pâle.

A la fin de novembre, encore un peu de sang.

En décembre, rien de particulier.

Le 20 janvier. Quelques points d'infiltration urineuse.

Le 26. Nº 12, serré dans le canal, un peu de sang après.

Le 29. Accès de fièvre.

Le 31. Id. Masses périnéales s'infiltrent et augmentent de volume. Sonde à demeure, nº 12.

Le 3 février. Bon état. Peu de fièvre. Urine coule bien.

Le 7. Plus de fièvre. Sonde est changée.

Le 14. On met nº 14. Peu d'urine par fistules.

Le 17. Tumeur périnéale douloureuse : petit abcès.

Le 19. On ouvre l'abcès.

Le 20. Deux stylets par les fistules conduisent dans une cavité commune. Prostate grosse.

Le 23. Sonde 17 collodionnée est mise à demeure.

Le 24. On se décide à mettre la poche à nu ; chloroforme ; incision rejoignant les deux orifices externes, cavité périnéale grosse comme un poing d'enfant, et allant jusqu'à l'anus ; excisions partielles des indurations périnéales ; fer rouge dans la plaie ; eau de Pagliari.

Le 3 mars. Jusque là, plaie très-belle, pansée avec glycérine phéniquée. Sonde tient très-bien.

Le 5. Sonde en caoutchouc.

Le 9. Frisson. Portion scrotale toujours dure.

Le 13. Sonde est changée à cause d'incrustations.

Se bouche de temps en temps. Nouvel abcès scrotal ouvert au bistouri le 14.

Le 20 mars. Indurations persistent; bourgeonnement de la plaie peu satisfaisant.

Le 26. Nitrate d'argent comme caustique et iodoforme. Urine coule par le petis abcès récent.

Le 27. On enlève la matière pultacée de la plaie. Teinture d'iode.

Le 30. Même enduit; oppression le matin; frisson fièvre, dans la journée.

Le 2 avril. Sulfate de quinine deux prises. Urine passe entre la sonde et la fistule.

Le 4. Chloroforme. Incision sur la sonde cannelée du nouveau trajet jusqu'à l'ancien ; excision partielle d'indurations ; pansement simple.

Le 5. Urine entre canal et sonde. Pas de fièvre.

Le 6. Id., pansement est changé.

Le 10. Bon aspect de la plaie. Apyrexie.

Le 11. Sonde nouvelle en caoutchouc n° 19.

Le 22. Nouvelle sonde à demeure. Indurations très-grandes vers l'anus ; douleurs pour aller à la garde-robe.

Le 26. Abcès profond de la fesse (tubérosité ischiatique gauche). On l'ouvre, drain dans la plaie, jusqu'à l'autre plaie.

Le 30. On change la sonde ; sonde à bout coupé 17.

Le 10 mai. Insomnies ; chloral.

Le 13. Empâtement considérable des bords de la plaie. Opium.

Le 15. On remplace la sonde qui est bouchée.

Le 16. Etat général mauvais depuis quelques jours. Inappétence.

Le 27. Aggravation de l'état général.

Le 31. Sonde est retirée, urine par fistule.

Le 20 juin. Mort.

OBS. XXVII. — Fistules périnéales. Uréthrotomie externe.

W..., A., 52 ans, concierge, entre le 29 septembre 1867, à Necker, pour infiltration urineuse périnéale ouverte par deux orifices et consécutive à un rétrécissement infranchissable. — Jusqu'au 6 mars 1868, on ne peut franchir l'urèthre. Fistules ont persisté. Uréthrotomie externe. Pas d'accidents. Sonde 17.

Le 22. On change la sonde à demeure.

Le 24 avril. Presque guéri. Sort.

Le 15 mai. Sonde à demeure enlevée définitivement.

Le 5 novembre. Revient : toujours guéri. Se passe tous les 8 jours n° 18.

OBS. XXVIII. — Fistules périnéales. Uréthrotomie externe.

M..., 55 ans, entre à Necker, Saint-Vincent, n° 10, le 9 novembre 1873. Il y a 8 mois, coup de pied au périnée (hématurie légère, rétention d'urine pendant 3 jours). Il y a deux mois environ, difficulté de miction et apparition d'une tumeur urineuse qui s'est ouverte au périnée et a dégénéré en fistule. Depuis 3 semaines l'urine coule goutte à goutte par la verge et constamment par la fistule ; il y a 15 jours, il a essayé de se sonder sans succès.

A son entrée : 1° Rétrécissement infranchissable par toutes bougies ; 2° fistules. Un orifice au pli génito-crural gauche ; un second à gauche du raphé, par lequel sort surtout l'urine, et en arrière de celui-ci une petite poche urineuse sur un orifice fermé. Induration périnéale prononcée.

Le 10 novembre. 4 pénètre dans le canal, jusqu'à la vessie, mais très-serré. Un peu de fièvre.

Le 16. On remet la bougie fixe à demeure, encore fièvre.

Le 18. *Uréthrotomie externe.* Suites très-bonnes, sauf un peu de diarrhée.

Le 28. On enlève la soude à demeure. Les jours suivants le pansement est à peine humide.

Le 4 novembre. Plus d'urine par la plaie.

Le 19. Cautérisation au nitrate.

Le 22. On commence le cathétérisme. Incontinence nocturne.

Le 24. Deuxième cautérisation.

Le 6 décembre. On passe 20 et 21.

Le 10, 15, 17, séance d'électrisation.

Sort le 7 janvier 1874.

Obs. XXIX. — Rétrécissement. Fistule. Uréthrotomie interne.

D..., 36 ans, entre le 12 novembre 1874, salle Saint-Vincent, n° 22.

Antécédents : chaudepisses nombreuses ; la dernière il y a 10 ans. Difficulté de miction depuis 4 ou 5 ans. En avril 1874, infiltration urineuse au périnée ; ouverture spontanée, urines sortaient par la plaie.

Aujourd'hui, induration considérable de tout le périnée, plus 2 fistules, qui laissent passer un peu d'urine toujours. Jamais de fièvre. Arrêt de tous les explorateurs en arrière des bourses n° 5.

Le 14. N° 6.

Le 21. Uréthrotomie interne, sonde 16 à demeure. Pas de fièvre, l'urine n'a plus coulé par la plaie.

Le 22. Pas de fièvre, sonde est retirée.

Le 25. Plus d'urine par les trajets, moins d'induration.

Le 5 décembre. Sondage n° 15.

Le 16. Presque plus d'induration.

Le 18. 17 et 18.

Le 19. Guéri presque complétement.

Obs. XXX. — Rétrécissements bulbaires. Fistule urinaire.

H..., 62 ans, entre le 11 février à Saint-Vincent n° 11, pour un abcès urineux périnéal qui est ouvert le 12. A eu une fistule.

1873. Actuellement 2 rétrécissements au bulbe. 1° n° 13 ; 2° n° 11.

Le 14. Accès de fièvre hier, 38°,5.

Le 16. Langue sale. Uréthrite chronique concomitante.

Le 17. Urine à dépôt considérable, à odeur ammoniacale, passe par fistules. Pas de fièvre le soir, mais langue sale, anorexie.

Le 22. Commence à se sonder, on laisse une petite sonde à demeure.

Le 1er mars. Ne souffre plus ; urine facilement ; encore un peu de pus,

Le 4. Sonde à demeure est enlevée.

Le 7. Sonde bougie à demeure.

Pauffard.   6

Le 12. Fièvre après la sonde. 40.

Le 13. 37°,4.

Le 30. Petit abcès à la partie postérieure des bourses.

Le 29 avril. Uréthrotomie interne.

Le 7 mai. Guérison depuis hier.

Le 18. Grosse prostate. Pas de pierre. Sonde facilement. Pas d'urine par la plaie. Sort.

Revient le 9 août 1876. Depuis 8 jours, accès de fièvre répétés (n'a par fait de cathétérismes trop nombreux, ni de fausses routes, mais un jour, après s'être sondé, il est venu un flot de pus ; abcès de la prostate).

Aujourd'hui, difficulté et douleur de la miction, les urines sont très-purulentes, mais la fistule reste fermée. Au toucher rectal, la vessie assez épaisse, au niveau du col ; aux lombes, un peu de douleurs rénales. Sort amélioré, le 24 août.

Obs. XXXI. — Rétrécissement très-étroit et très-ancien. Anciennes fistules périnéales guéries. Fistule scrotale. Uréthrotomie interne. Guérison.

B. Ch..., 44 ans, serrurier, entre le 6 janvier 1875, Saint-Vincent, 25.

Était déjà entrée en 1872, pendant 4 mois (du 12 mai au 4 septembre), porteur d'un rétrécissement très-étroit, ayant donné lieu autrefois à des fistules périnéales, guéries d'ailleurs. Le périnée était très-induré et on voyait la trace des cicatrices.

Le rétrécissement fut infranchissable : mais le malade urinant assez facilement, on se borna aux tentatives de cathétérisme sans aucune autre intervention.

En 1875, il porte un pertuis fistuleux à la racine du scrotum à droite : la fistule laisse passer un peu d'urine et repose sur une induration qui paraît adhérer au côté droit de la verge. Vessie se vide facilement, prostate saine.

A l'exploration, l'urèthre paraît rétréci de la racine de la verge au bulbe. Jusqu'au 16 février, on ne peut passer (bougies de cire, collodionnées).

Le 16. n° 2 passe.

Le 27. Uréthrotomie interne : la sonde est enlevée le lendemain.

Le 1er mars. Beaucoup moins d'urine par la plaie.

Le 8. Encore quelques gouttes. 14 passe facilement.

Le 10. 14 et 15. Plus d'urine par les fistules. Nodosités péniennes on beaucoup diminué.

Le 12. 15 et 16.

Les jours suivants, on continue les mêmes nᵒˢ.

Le 10 avril. 17 et 18.

Le 12 et le 22. Cautérisation des trajets au galvano-cautère.

Le 6 mai. Sort guéri.

Obs. XXXII. — Abcès et fistules périnéales. Uréthrotomie interne. Guérison.

H..., cordonnier, 55 ans, entre le 11 février 1875, à Saint-Vincent, nᵒ 4.

Première chaudepisse il y a 36 ans environ. Depuis 20 ans, difficulté de miction : depuis deux ans, abcès urineux qui ont laissé des fistules. N'a été sondé qu'il y a une dizaine d'années. (Craquements humides aux 2 sommets.)

Le 12. Accès de fièvre avec frissons : en a eu de temps en temps depuis 20 ans. Au périnée tumeur avec bosselures, dont une fluctuante, remontant à travers le scrotum, jusqu'à l'angle péno-scrotal (verge bridée et attirée en bas), s'étendant plus à gauche qu'à droite avec ouverture fistuleuse à gauche : autre fistule à l'angle péno-scrotal. A droite cicatrice de fistule.

Les urines passent par la verge et la fistule.

Incision de la bosselure fluctuante.

Le 13. Fièvre a baissé.

Le 19. Exploration, 12 arrêté à la fosse naviculaire, 6 arrêté dans le scrotum avec plusieurs ressauts quand on le retire. Canal dévié : 2 pénètre.

Le 22. Abcès à la face inférieure de la verge au niveau de sa racine : Autre abcès au niveau de la racine des bourses, en arrière. On les incise.

Le 24. Bon état. On incise une induration périnéale médiane très-grosse allant de la racine des bourses jusqu'à quelques lignes au-devant de l'anus.

Les trajets fistuleux de gauche aboutissent dans l'incision ; l'inférieur est incisé dans toute sa longueur. Débridement des deux autres trajets fistuleux.

Le 27. L'urine passe en grande partie par la plaie, un peu douloureuse.

Le 1ᵉʳ mars. Plaie en bon état.

Le 3. Malade souffre moins. Urine alcaline, plaie très-belle.

Le 17. Induration diminue notablement. Plaie se ferme.

Le 20. Id. Uréthrotomie interne.

Le 21. On enlève la sonde. Urine ne passe plus par la plaie. Urine un peu acide et un peu floconneuse.

Le 31. Plus d'induration que sur la ligne médiane autour de l'urèthre. Sonde 15 a été très-bien passée.

Le 9 avril. 16 et 17.

Le 12. Cautérisations des trajets.

Le 20. n° 18.

Le 22. Sort guéri.

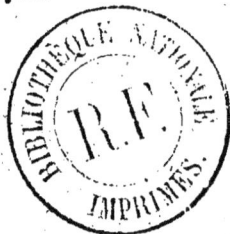

Paris. — A. PARENT, imprimeur de la Faculté de Médecine, rue M.-le-Prince, 29-31.

Des diarrhées chroniques, et de leur traitement par les Eaux de Plombières par le docteur Bottentuit, ancien interne des hôpitaux de Paris, rédacteur en chef de la *FranceMédicale*, médecin consultant aux eaux de Plombières, etc. in-8º 2 fr.

Guide médical aux Eaux de Plombières, par les docteurs Bottentuit et Hutin, avec 18 gravures et un plan des environs. Edition Diamant, reliée   3 fr.

Traité pratique des maladies des reins, par S. Rosenstein, professeur de clinique médicale à Grœningue, Traduit de l'allemand par les docteurs Bottentuit et Labadie-Lagrave, 1 vol. in-8...................................   10 fr. »
Cartonné..   11 fr. »

Le diabète sucré et son traitement diététique, par A. Cantani, professeur et directeur de clinique médicale à l'Université royale de Naples. Ouvrage traduit et annoté par le Dʳ H. Charvet. 1 vol. in-8, avec 3 planches. Broché........   8 fr. »

Maladies chirurgicales du pénis, par J.-N. Demarquay, chirurgien de la Maison municipale de santé, membre de l'Académie de médecine. Ouvrage publié par les docteurs G. Vœlker et J. Cyr. 1 vol. in-8, avec figures dans le texte et 4 planches en chromolithographie. Broché.....................   11 fr. »
Cartonné..   12 fr. »

Leçons de clinique médicale, faites à l'hôpital de la Charité, par le professeur Jaccoud. 1 fort vol. in-8 de 878 pages, avec 29 figures et 11 planches en chromolithographie, 3ᵉ édition, avec un joli cartonnage en toile...................   16 fr.

Leçons de clinique médicale, faites à l'hôpital Lariboisière par le professeur Jaccoud 2ᵉ édit. 1 vol. in-8 accompagné de 10 planches en chromolith. Cartonné.   16 fr.

Traité d'anatomie descriptive, avec figures intercalées dans le texte, par Pl.-C. Sappey, professeur d'anatomie à la Faculté de médecine de Pari , etc. 3ᵉ édition entièrement refondue, 4 vol. in-8. 1876-1877...................   ⁵60 fr.
Cartonné..   65 fr.
Quelques exemplaires sur papier velin.....................   80 fr.

Leçons de clinique obstétricale, professées à l'hôpital des Cliniques, par le Dʳ Depaul, professeur de clinique d'accouchements à la Faculté de médecine de Paris, membre de l'Académie de médecine, rédigées par M. le Dʳ De Soyre, chef de clinique, revues par le professeur. 1 vol. in-8, avec figures intercalées dans le texte..   16 fr. »

Clinique médicale, par le Dʳ Gueneau de Mussy, médecin de l'Hôtel-Dieu, membre de l'Académie de médecine, etc. 2 vol. in-8.................   24 fr. »

Traité pratique des maladies du larynx, précédé d'un Traité complet de laryngoscopie, par le Dʳ Ch. Fauvel, ancien interne des hôpitaux de Paris. 1 vol. in-8, avec 144 figures dans le texte et 20 planches, dont 7 en chromolithographie. Broché..   20 fr. »
Cartonné..   21 fr. »

L'ancienne Faculté de médecine de Paris, par M. Corlieu. 1 vol. petit in-8. de 283 pages. 1877..   5 fr. »

Les causes de la gravelle et de la pierre étudiées à Contrexéville pendant neuf années de pratique médicale, par Debout. 1 vol. in-8 de 138 pages avec 32 figures dans le texte. 1876..............................   3 fr. »

Essai sur les variations de l'urée et de l'acide urique dans les maladies du foie, par Genevoix. In-8 de 107 pages. 1876...............   2 fr. 50

Traité d'anatomie pathologique, par M. Lancereaux, professeur agrégé à la Faculté de médecine de Paris, médecin des hôpitaux, etc. Tome 1ᵉʳ. Anatomie pathologique générale. 1 fort vol. in-8 de 838 pages avec 267 figures intercalées dans le texte. 1877. 20 fr. Cartonné................   21 fr.

Leçons sur les affections de l'appareil lacrymal comprenant la glande lacrymale et les voies d'excrétion des larmes, par MM. Panas et Chamoin. 1 vol. in-8 avec figures dans le texte. 1877...............................   5 fr. »

Leçons cliniques sur les maladies du cœur, professées à l'Hôtel-Dieu de Paris, par M. Bucquoy. *Troisième édition,* 1 vol. in-8 de 170 pages, avec figures dans le texte, cartonné en toile. 1873....................   4 fr. »

Leçons cliniques sur la syphilis étudiée plus particulièrement chez la femme, par M. Alfred Fournier, professeur agrégé, médecin de l'hôpital de Lourcine. 1 fort vol. in-8 avec tracés sphygmographiques. 1873. Br. 15 fr. Cart.........   16 fr. »

Fracastor : la Syphilis, 1530 ; le Mal français, 1546, par M. Alfred Fournier ; traduction et commentaire. 1 vol. in-12 de 210 pages. 1870...   2 fr. 50

Paris. — Typ. A. Parent, imp. de la Faculté de médecine rue M.-le-Prince, 29-31.

www.ingramcontent.com/pod-product-compliance
Lightning Source LLC
Chambersburg PA
CBHW050615210326
41521CB00008B/1260

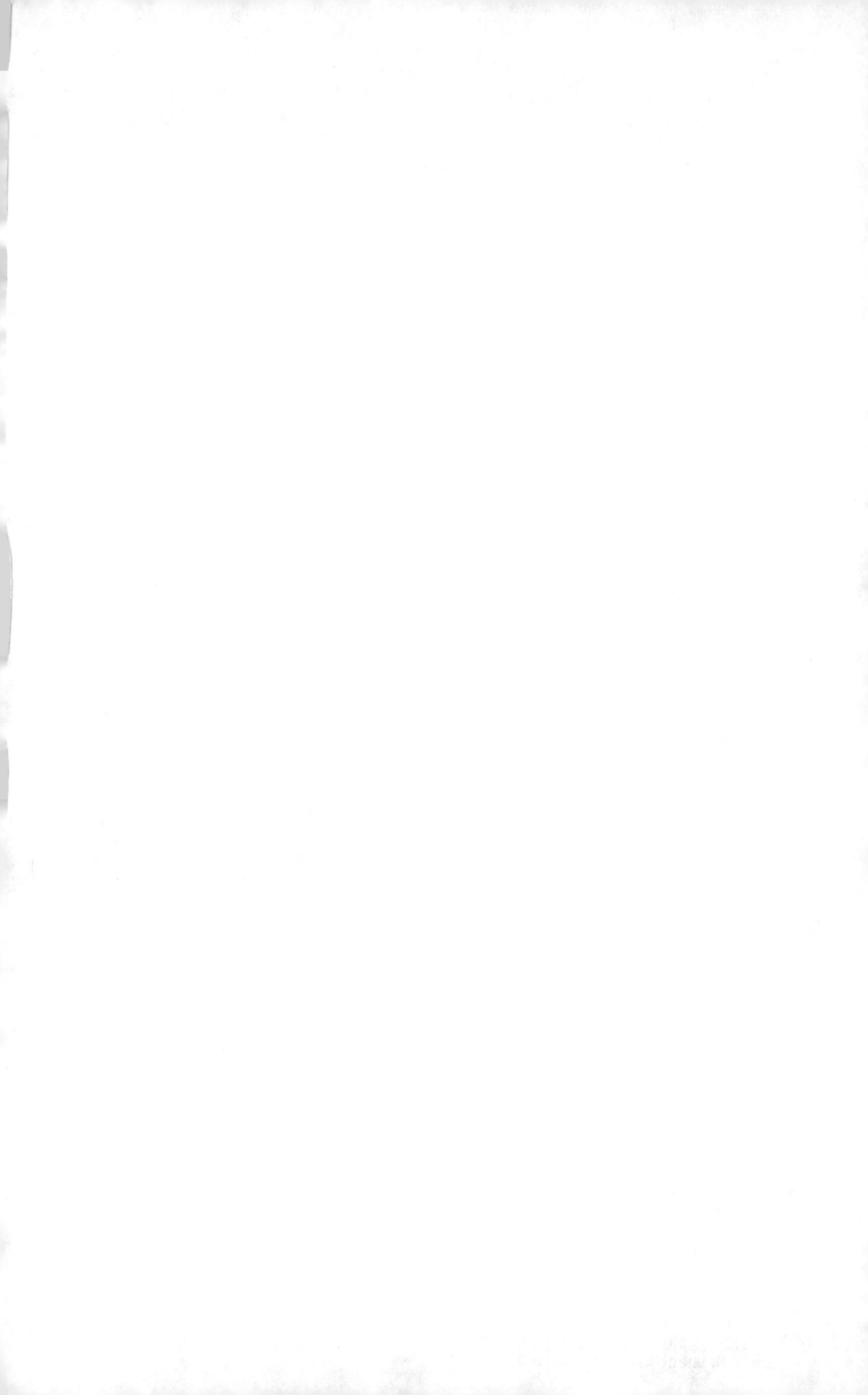